探秘大脑

脑科学前沿科技科普化系列活动

（第一辑）

北京市科学技术协会 组织编写

主 审 吉训明

主 编 张 嵘

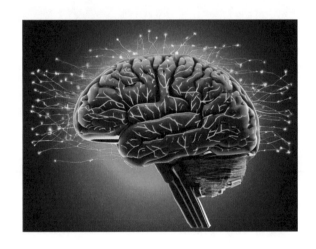

U0196980

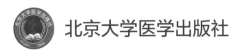

北京大学医学出版社

TANMIDA'NAO——NAOKEXUE QIANYANKEJI KEPUHUA XILIEHUODONG (DI YI JI)

图书在版编目（CIP）数据

探秘大脑：脑科学前沿科技科普化系列活动．第一
辑 / 张嵘主编． -- 北京：北京大学医学出版社，2024.
6. -- ISBN 978-7-5659-3173-4

Ⅰ. R338.2-49

中国国家版本馆 CIP 数据核字第 20248F7V15 号

探秘大脑——脑科学前沿科技科普化系列活动（第一辑）

主　　编：张　嵘

出版发行：北京大学医学出版社

地　　址：（100191）北京市海淀区学院路38号　北京大学医学部院内

电　　话：发行部 010-82802230；图书邮购 010-82802495

网　　址：http://www.pumpress.com.cn

E - m a i l：booksale@bjmu.edu.cn

印　　刷：北京信彩瑞禾印刷厂

经　　销：新华书店

责任编辑：袁帅军　　责任校对：靳新强　　责任印制：李　啸

开　　本：787 mm × 1092 mm　1/16　印张：8.5　字数：175千字

版　　次：2024年6月第1版　2024年6月第1次印刷

书　　号：ISBN 978-7-5659-3173-4

定　　价：55.00元

编委会名单

王建华（首都儿科研究所）

武　艳（首都医科大学）

叶　珊（北京大学第三医院）

岳伟华（北京大学第六医院）

张　嵘（北京大学）

张晓衡（北京航空航天大学）

周　健（首都医科大学三博脑科医院）

主编助理（按姓名汉语拼音排序）：

代秀娇（北京科学中心）

杜　春（北京科学中心）

高　亚（北京神经科学学会）

李文华（北京神经科学学会）

宋丹妮（北京科学中心）

赵跃伟（北京神经科学学会）

文稿整理（按姓名汉语拼音排序）：

曹　峰　沈茗月　宋若辰　索培涛　郗梓彤　张丹妮

序　言

　　在人类探索未知的漫长旅程中，大脑始终是最为神秘且最值得研究的领域，脑科学作为一门跨学科的前沿科学，其研究的深度和广度不断拓展，对社会的影响日益显著。

　　北京神经科学学会策划并组织的脑科学前沿科技科普化系列活动，通过线上线下相结合的方式，从儿童脑健康发育到网络成瘾、睡眠、情绪、脑血管病、癫痫、人工智能等方面，都做了分享，每一场讲座都是对脑科学深度与广度的一次拓展，这些活动不仅覆盖了140万公众，更是让脑科学知识走进千家万户。

　　我作为一名脑血管病的临床医生，长期坚持在脑血管病防治与研究工作的一线。大家都知道脑血管病是全球范围内导致死亡和残疾的主要原因之一，其预防和治疗的关键是对危险因素的管理，比如"三高"（高血压、高血糖、高血脂）的控制、肥胖的管理、戒烟限酒等。我日常在门诊对患者说的最多的就是危险因素的控制、健康生活方式的指导，我深知科学知识的普及对于预防和控制这类疾病的重要性。老百姓只有先知道才能去做到，甚至在某些情况下，其影响力可能超过单纯的医疗行为。

　　如今，为了方便大家理解和消化知识点，出版社和作者们又将这些内容做了系统化的梳理，更新迭代知识点，不仅浓缩了讲座的精华，还通过附件的形式，对一些专题进行更深入的探讨，成功地将复杂的脑科学知识以通俗易懂的形式呈现给公众，尤其是青少年群体，这无疑是一项极具价值的工作。

　　科学知识的普及是一项长期而艰巨的任务，需要政府、医疗机构、媒体和社会各界的共同努力。作为脑血管病领域的院士，我将继续致力于医学前沿的探索以及科学知识的普及，为提高公众健康水平做一些力所能及之事。希望本书能够成为连接脑科学与公众的桥梁，让更多的人了解和关注这一领域。同时，我也期待未来能有更多类似的科普活动和优秀的科普丛书，促进健康知识传播、疾病预防、医疗保健、提高人民的生活质量，为实现《健康中国行动（2019—2030年）》目标贡献力量。

中国工程院院士
首都医科大学，副校长
北京脑重大疾病研究院，院长
北京神经科学学会，理事长

前言

2022年，国家科学技术部、中共中央宣传部、中国科学技术协会共同编制了《"十四五"国家科学技术普及发展规划》，作为"十四五"科技创新领域专项规划之一。脑科学在该规划中被列为具有前瞻性、战略性的国家重大科技项目。脑科学领域的科学普及，是国家科普事业不可或缺的重要组成部分。

为了引导大众共同探讨脑科学与人类健康发展、新一代人工智能技术发展和文明发展的关系，激发大众对脑科学的学习兴趣与技术探究，结合北京科学中心"脑与认知"展区优化升级，北京神经科学学会策划并组织开展了"探秘大脑——脑科学前沿科技科普化系列活动"。该科普活动由北京市科学技术协会主办，北京科学中心承办，北京神经科学学会组织实施。该科普活动邀请了脑科学领域的基础与临床研究者、诊疗工作者、教学传播者等，他们根据各自研究方向和工作特点，开展了12期不同主题的科普讲座，内容包括大脑的结构、功能、认知能力、创造力等方面，从脑科学基础知识到大脑的开发利用，从脑部疾病到康复治疗，从亲子互动到养育方式，从情绪产生到抑郁焦虑，从脑神经机制到智能机器人应用原理。该科普活动采用线上线下相结合的呈现方式，并将12期科普讲座制作成视频，自2023年12月起，在"北京科协"视频号、"数字北京科学中心"视频号、"科协频道"、"蝌蚪五线谱"公众号、"中国神经科学学会"公众号等平台同步播放，公众覆盖量达到约140万人。其中，针对大众比较关心的热点话题，我们曾在北京科学中心报告厅举办了"亲子互动对脑发育的促进作用"和"我与抑郁症的距离"两场线下活动。迄今为止，"探秘大脑——脑科学前沿科技科普化系列活动"已获得了极高的关注度和广泛的好评。

为了让脑科学知识得到更多元化的传播，我们将上述 12 期科普讲座内容整理成文字，并进行了精心的体例设计、编排、精简，以书为载体，强调科学性、趣味性、实用性和互动性，旨在激发读者，特别是青少年读者对脑科学的兴趣，提高公众的科学素养。本书的编写目的在于实现四个目标：

其一，提高科学认识：将脑科学的概念、研究成果和应用领域介绍给青少年，传播正确的脑科学知识，帮助他们科学认识并理解脑科学学科领域。

其二，激发科学兴趣：可以让青少年感受到脑科学的魅力，激发他们对脑科学的兴趣和好奇心，对未来的人才培养和科学研究具有重要意义。

其三，培养科学素养：青少年可以了解科学研究的方法和过程，提高自己的科学素养，对推动科技创新具有积极作用。

其四，倡导科学精神：向青少年传递勇于探索、追求真理的科学精神，鼓励他们在工作和生活中勇于创新、不断进步。本书还可以引发社会各界对大脑科学的关注和讨论，促进科学知识的普及和发展。

本书采用了图文并茂的方式，语言通俗易懂，适合各个年龄段的读者阅读。读者用手机扫描书中的二维码后，可以直接观看专家讲座视频，因此本书也是一部有声读物。本书最后，附上在"北京神经科学学会第一届科普作品征文活动——'神奇的大脑'科普征文活动"中获得一等奖和二等奖的 3 篇科普征文作为本书的扩展阅读内容。

十分感谢北京市科学技术协会、北京科学中心、北京大学医学继续教育学院对本次活动的大力支持！

由于编者时间所限，书中错误和疏漏之处在所难免，敬请读者批评指正。

主编：张嵘

北京大学基础医学院，副教授

北京神经科学学会，常务副理事长

专家简介

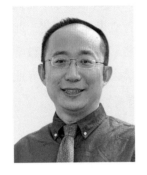

贺　永

北京师范大学二级教授，认知神经科学与学习国家重点实验室副主任，神经影像大数据与人脑连接组学北京市重点实验室创始主任，麦戈文脑科学研究院课题组长，国家自然科学基金创新研究群体项目学术带头人，国家杰出青年科学基金获得者。发表SCI论文200余篇，谷歌学术引用50 000余次，H因子104。研究领域为计算神经影像、人脑连接组学、脑发育。

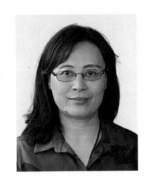

王建华

博士，博士后，首都儿科研究所教授，北京协和医学院博士生导师。研究方向：出生缺陷，特别是神经发育异常及营养物生化代谢与分子生物学机制。主持承担省部级以上项目10项；近5年以第一作者或者责任作者发表论文27篇，其中SCI论文16篇；曾获北京市科学技术进步奖二等奖、中国妇幼健康研究会妇幼健康科学技术奖自然科学奖一等奖、中国出生缺陷干预救助基金会科学技术成果奖，国家发明专利2项；主编及副主编著作3部。

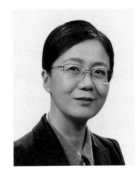

张　嵘

北京大学神经科学研究所副教授，神经生物学博士，博士生导师。北京神经科学学会常务副理事长，儿童神经发育及相关疾病研究专业委员会联合主任委员，北京市科学技术协会"科学家精神巡讲团"成员。从事孤独症相关基础与临床研究16年，研究关注孤独症发病机制与诊疗手段。发表SCI论文68篇，总引用次数1688次，H因子19。获得多项省部级奖励，研究成果获得多项国际国内专利授权，多次组织专家开展孤独症研讨会与公益活动。

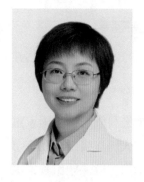

叶 珊

　　北京大学第三医院神经内科，副主任医师，副教授，硕士生导师。专业方向：脑血管病、痴呆、运动神经元病。曾获国家级高等学校科学研究优秀成果奖二等奖，北京市高校教师教学创新大赛一等奖，北京市青年教师教学基本功比赛一等奖；担任中国微循环学会神经变性病专业委员会青委会副主任委员、副秘书长等。

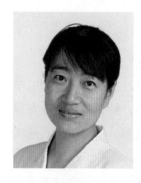

唐晓梅

　　北京市海淀医院神经内科，主任医师，副主任，医学硕士。专业方向：神经内科常见病及疑难病的诊断和治疗。擅长：缺血性脑血管病急性期治疗及二级预防处理，在急性缺血性脑血管溶栓治疗方面积累了大量经验；帕金森病诊断与鉴别诊断，帕金森病治疗药物调整及康复指导。承担帕金森专病门诊工作，在帕金森病患者全程管理中积累了丰富的经验。

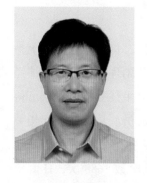

李勇辉

　　博士，中国科学院心理研究所研究员，中国科学院大学岗位教授、博士生导师。现任中国药物滥用防治协会行为成瘾分会副主任委员，北京市神经科学学会常务理事，中国心理学会生理心理学专业委员会理事。主要研究方向：动机与奖赏神经机制，重点关注成瘾行为的脑机制及其防治方法的研究。

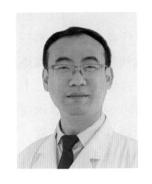

王红星

　　首都医科大学宣武医院神经内科，主任医师、教授、博士生导师。擅长各种感觉异常、难治性神经 - 精神疾病、功能性神经疾病、睡眠与脑功能疾病、心身疾病的发病和干预机制。主持 NSFC 和科技部"十四五"国家重点研发计划项目等多个项目，5 篇 ESI 高被引论文。

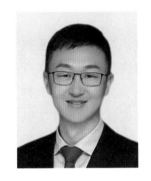

金增亮

　　博士，首都医科大学基础医学院教授、博士生导师。研究方向：神经精神药理及新药研发。兼任中国康复医学会药学与康复专业委员会副主任委员、北京神经科学学会青年委员会副主任委员、中国药理学会神经精神药理学专业委员会青年委员会秘书长等。

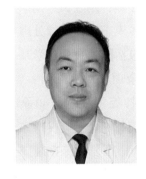

汪　阳

　　教授，主任医师，博士生导师，首都医科大学附属北京朝阳医院神经外科主任。专注于脑血管疾病的诊治，精通颅内动脉瘤和急性缺血性卒中的治疗，是国内知名的神经介入专家，主持多项国家和省部级课题，热心于脑卒中防治的科普宣传。

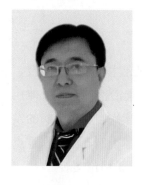

周　健

　　神经外科学博士、主任医师，现任首都医科大学三博脑科医院副院长、癫痫中心外科主任、中国抗癫痫协会常务理事兼副秘书长等职务。从事神经外科工作二十余年，高质量地完成癫痫外科手术3000余例，引领国内开展立体定向颅内电极置入手术。主持及参与国家级、省部级重点科研课题等17项，在国内外专业杂志发表文章50余篇，主编及主译专著多部，执笔癫痫外科领域多个指南及共识。

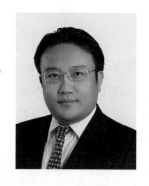

柴旭斌

　　中国科学院生物物理研究所脑与认知科学国家重点实验室，博士。目前担任中国中医药信息学会精准医疗研究分会常务理事；中国研究型医院学会神经再生与修复专业委员会常务委员；中国医药生物技术协会医工结合分会委员；北京神经科学学会神经介入专业委员会委员；国际医学磁共振学会（ISMRM）会员；世界华人医师协会会员。

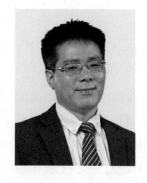

李　阳

　　北京航空航天大学教授，博士生导师，副院长，国家杰出青年科学基金获得者。长期从事多模态神经影像处理及神经调控等研究工作，近5年主持包括国家自然科学基金重点、科技部重点研发专项等10余项项目，以第一/通讯作者发表SCI医学影像及神经调控等领域论文60余篇，其中IEEE Trans. 系列论文20余篇，申请/授权国家发明专利20余项。研制的脑机智能认知康复训练系统应用于中国康复研究中心等医学机构并成果转化，获第四届中国机器人峰会三大亮点之一。

目 录

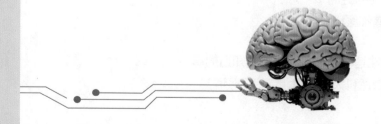

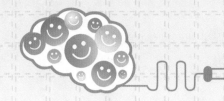

1 儿童脑健康发展的奥秘

贺永（北京师范大学）

一、儿童脑体积越大越聪明吗？

 脑的解剖

人脑是经过长期进化而形成的非常复杂而精细的系统。人类在演化过程中，脑体积不断增加，脑的褶皱也不断增多。脑解剖数据显示，成年人脑平均重量占自身体重的 2%，约为 1.2 ~ 1.6 kg，脑消耗的能量约为全身能量的 20%。相比于其他器官，脑是一个耗能相当大的系统；但与机械相比，人脑其实非常节省能量。

脑的基本解剖结构按照脑叶可分为前部的额叶部分，两侧的颞叶部分，上方的顶叶部分，后部的枕叶部分；也可以分为两个半球，即左半球和右半球，中间通过非常大的白质神经纤维束——胼胝体——连接起来。其中额叶与很多的高级认知功能有关，比如思维的逻辑、决策、记忆等；颞叶与听觉和语言的加工有关；顶叶涉及感觉、运动和空间想象能力的加工；枕叶主要和视觉信息的加工密切相关。

大脑从胎儿期、婴幼儿期、儿童期、青少年期到成年期不断发展变化。从宏观维度的脑体积来讲，新生儿脑体积约是成人的 25%，2 岁时达到成人的 75%，5 岁时就已经很接近成人脑的大小了 [1]。从微观尺度看，脑部约有 860 亿个神经元，以及数百万亿个突触，形成非常复杂、神秘的智能系统。

新生儿的神经元与突触数目较少。在出生后半年到第 2 年之间，神经系统的突触数目会爆炸性地增长。在儿童早期、青少年期一直到成年期，突触的数目又将进行一定的"修剪"，像大树除去多余的枝叶才能更加茁壮地成长一样。这个"修剪"的过程是非常漫长

1

的，且会受到很多环境因素的影响。积极的环境因素会促进神经网络的有效形成；反之，如果有过多负面的因素，神经系统就会向不好的方向发展。

 脑的研究

1962 年诺贝尔生理学或医学奖获得者之一 Francis Crick，曾在 1993 年一篇发表于 *Nature* 的文章中阐述：我们对人脑的结构和功能的认识还是很少的，必须发展新的技术来探索人脑的结构和功能的奥秘 [2]。因为目前很多技术只能用于研究动物的脑，无法研究活体人脑，所以无法对人脑的内部结构与功能以及它们的联系有一个清晰的认识，从而无法知道神经系统的运转机制。比如在上面所说的微观神经元尺度上，数据量是相当巨大的，但目前还没有非常好的技术可以在这个维度上来解析人脑。

而在宏观水平，目前可以采用磁共振成像扫描仪，在毫米以及亚毫米的数量级上考察脑的结构和功能。该设备可以对脑内部结构，如灰质、白质结构以及皮质面积、厚度和褶皱等进行成像和测量，像用相机拍照一样。磁共振成像扫描仪将同样密度的不同组织和同一组织的不同结构通过影像表征出来，用于区分脑中的灰质与白质。

在对 5 ~ 21 岁的儿童和青少年进行脑结构的磁共振成像扫描时发现，在发育过程中，人脑很多区域的皮质厚度是在逐渐变薄的（与上面提到的突触"修剪"有关）[3]。一般来说，人脑与感知、运动、视觉等有关的初级皮质区域先发育，而与控制、推理等高级能力相关的联合皮质区域后发育。

研究人员基于人群数据，总结出一些儿童大脑的基本发育规律。有的区域皮质厚度缓慢减少，但也有某些区域的皮质厚度呈现缓慢地先增加再减少的现象。每个个体的发育过程是很不一样的：有些人皮质变薄的速度非常快，有些人就比较慢，有些人反而会增厚，个体的差异是非常大的。以男女脑发展为例，随着年龄增长，女性的脑体积比男性先达到峰值点，也可以说在脑体积上，男性的发育要比女性晚 [4]。不过，达到这个峰值点并不代表发育成熟，此后还有很长的变薄修剪过程。实际上，直到成年期，男性和女性的发育轨迹依然有许多差异。总体来讲，男性某些大脑区域发育到达峰值的时间要比女性晚 2 年左右，如额叶和顶叶。这也可以在一定程度上解释，为什么在日常生活中可以发现很多同龄的女孩会比男孩更加懂事。因为在年龄相同的情况下，男孩和女孩的大脑发育有大约 2 年的发育时间差！

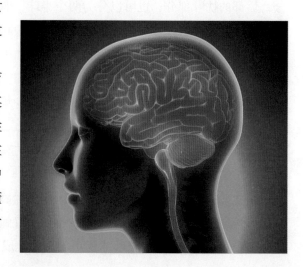

美国国立卫生研究院曾经做过一项非常有影响力的研究^[5]：研究人员采集了 300 多名正常发育的儿童和青少年的磁共振成像脑结构数据，之后把数据分成三组，主要根据智商分数分组。普通智商是 83～108 分，比较高的智商是 109～120 分，超高智商是 121～149 分。这三组被试者在 18 岁左右时，大脑皮质厚度几乎是一样的。然而，当分析发展轨迹时，发现这些超高智商的孩子中，额叶皮质的区域发育到达峰值点的时间是在 12 岁左右；较高智商的孩子相对来说大概早 2 年发育到达峰值点；普通智商的孩子在 7 岁就到达了峰值点，之后开始下降。通过上述轨迹变化我们可以认识到：儿童脑内皮质的厚度有着不同的发育轨迹。超高智商的孩子，额叶的发育会比较晚，也就是说他们额叶发育的过程延长了。这可能是因为他们更多地受到环境的刺激，接触了更多的新鲜事物，让这些信息更好地训练了额叶的发育。

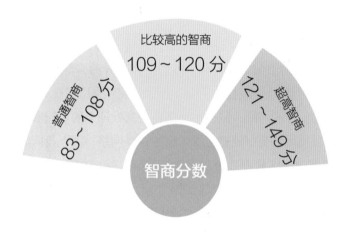

当谈到智力，不得不提到 20 世纪最伟大的科学家爱因斯坦。很多脑科学家都希望能知道，爱因斯坦的大脑结构和普通人的有什么区别。在爱因斯坦去世之后，美国一个叫哈维的医生测量了爱因斯坦的脑重量——只有 1230 g，比普通人的平均脑重量 1400 g 还要轻一些，即爱因斯坦的大脑重量并没有大过常人。后来哈维医生将爱因斯坦的大脑进行了切片保存。

北京大学的门卫伟博士进行了一项非常有意思的研究^[6]：主要考察了爱因斯坦脑内的正切面，也就是胼胝体的位置。胼胝体是连接脑左右两个半球的、非常粗大的白质神经纤维束。门博士的研究团队测量了爱因斯坦的两侧脑半球中间白质神经纤维束的截面，考察其厚度，并使用两组对照进行比较：一组是当时爱因斯坦去世年龄对应年龄层的老年人数据；另一组是年轻人的数据。结果发现，爱因斯坦每一个度量的胼胝体截面厚度都显著高于同龄的老年人；而相对于年轻人，爱因斯坦胼胝体的前部、体部、峡部等都比正常的年轻的对照组要厚。此外，爱因斯坦的脑切片其实已经有一定程度的变形，所以在现实中的正常情况下，他的胼胝体应该比目前看到的还要厚。

胼胝体的前部连接两侧额叶的区域，这一区域与很多高级加工功能密切相关，比如决策和逻辑推理；中部连接感觉运动皮质——爱因斯坦的小提琴拉得非常好，拉小提琴这个手部的运动就是和感觉运动皮质密切相关的；后部的区域连接的是顶叶，与很多空间想象能力相关。由此可以推测：爱因斯坦胼胝体的解剖结构是异于常人的。很多脑科学家也从这些照片里发现，爱因斯坦顶叶的一些皮质区域在形态上也与普通人有很大区别。

因此，并不是脑体积越大，人越聪明。一个人是否聪明，取决于其脑各区域的结构、发育发展过程和形态。

二、儿童脑的发育和认知的发展是天生的吗？

通过刚才的证据可知，脑的结构、发育发展过程和形态与人的智力密切相关。它们的差异也反映了在认知行为上的个体差异，这些个体差异的来源是非常重要的一个科学问题。如今已经发现遗传因素、环境因素以及它们复杂的交互作用塑造了人类大脑的个体差异。遗传建立了个体初步的脑神经网络，但神经网络在信息处理上的功能形成受到很多环境因素的影响：积极正面的环境因素更好地塑造了大脑的神经网络；消极负面的环境因素则会影响其正常发育发展。目前的脑疾病中，有很多都被发现是脑结构与功能偏离了其原本的发育轨迹。以下是几个环境因素影响脑发育的实例。

贺永教授实验室的一项研究采集了来自音乐学院钢琴专业和其他专业的大学生脑成像数据。对比发现，长期接受音乐训练的人，其脑部中央沟的曲面更为复杂。尤其是中央沟右侧的欧米伽形状的变化与钢琴起始训练的年龄密切相关。训练开始得越早，这个欧米伽形状的复杂性变化就越大。中央沟右侧对应着左手的手指运动，对应了钢琴的训练需要双手高度协调，与对照组的普通右利手使用者有很大的区别 [7]。

上述是一项横向研究，比较了同年龄段的被试者；也有实验室通过纵向研究追踪了接受音乐训练的青少年，发现他们大脑皮质与胼胝体变化的速率与不接受音乐训练的孩子是不同的 [8]，说明音乐训练在一定程度上改变了学龄儿童大脑皮质厚度的发育，以及脑白质纤维束的发育。

另一个重要的变量就是睡眠。世界上有很多儿童和青少年面临着睡眠缺乏的问题。中国睡眠研究会发布的《2019 中国青少年儿童睡眠指数白皮书》数据显示，初、高中的孩子中大约有 80% 没有良好的睡眠。虽然在睡眠时长的需求上存在一定个体差异，但总体来看，不合理的学业压力与课外活动等都可能会影响青少年的睡眠效果。美国 ABCD 项目是一个关于美国儿童和青少年脑与认知发展的研究项目，他们采集超过 1 万名 9～10 岁被试者为期 10 年的纵向数据，包含多模态脑影像、基因以及儿童与父母的多维行为学数据。复旦大学的程炜研究员课题组分析 ABCD 项目数据集后指出：睡眠的时长显著地影响了儿童的认知发展、行为问题和脑结构发育。缺乏睡眠会导致青少年认知能力越来越差，行为问题的评分越来越高，对情绪问题的反应能力下降。缺乏睡眠主要影响与高级认知能力相关的额叶和顶叶[9]。所以青少年的睡眠问题需要更多的关注，这样才能让儿童的脑发展处于良性循环。

 "鸡娃不如鸡自己"

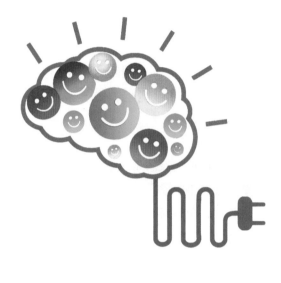

2015 年，美国儿科影像、神经认知与遗传学研究项目采集了 1099 名儿童和青少年的大脑表面积以及他们的社会经济状况（包括父母受教育程度和家庭收入），发现内侧的额叶、顶叶和颞叶有与高级认知功能有关的区域，其皮质曲面积与父母受教育程度密切相关。此外，家庭收入与大脑表面积也存在非线性相关[10]。家庭收入和父母受教育程度在很大程度上决定着孩子接受的营养条件、卫生保健、教育资源、游乐场地等环境因素，因此想要儿童有良好的发育和发展，父母给予的环境影响也是非常重要的一环。

三、受到言语辱骂、目睹暴力行为等负面环境会影响儿童脑发育吗？

养育中的不良事件也要避免。常见的不良事件有：家长只顾着玩手机而忽略孩子的情绪需求，当着孩子的面与伴侣吵架，对孩子进行打骂等。因为儿童期发生的身体上和情感上的虐待与忽视行为，可能会导致大脑发生永久性变化，持续终生。这些虐待和忽视很多是由家长引发的，家长期望儿童处理超出他们成熟水平的情况，这种期望会给孩子造成负罪感、羞耻感以及恐惧感。

2016 年，Teicher 的研究归纳了不同类型的虐待行为对脑的不同影响。父母的辱骂影响儿童额叶以及连接额叶和颞叶与语言有关的白质神经纤维束；长期目睹家庭暴力会影响视觉皮质与边缘系统之间的白质神经纤维束；童年性虐待史会影响视觉皮质和感觉皮质的发育[11]。可以发现，虐待改变了大脑发育的轨迹，从而影响涉及威胁检测、情绪调节和奖励预期的感觉系统、网络架构以及神经环路。特定类型的虐待，其相关的感觉皮质和纤维束的变化表明，这些系统是大脑第一个从外部世界过滤信息的系统，表现出依赖于体验的可塑性反应。同样也说明了负性环境对于儿童的脑发育有严重的消极影响，除了皮质和纤维束的改变，也影响了脑的神经环路。与没有受虐待的儿童组相比，受虐待组在前扣带回、颞极和颞中回的中心性明显降低，右侧脑岛前部和楔前叶的中心性明显增强；受虐待组的脑发育平衡遭到破坏，涉及的网络与情绪调节、注意力、社会自我意识都与之有关联。这些异常的变化使儿童的大脑发育走向一个有害的方向，并会反映到心理与行为问题上。

四、 有的孩子特别爱动，注意力不集中，情绪出现问题，这些仅是心理行为的问题吗？还是具有更深层次的生物学的原因？

许多精神类疾病（儿童多动症、儿童孤独症、青少年抑郁症、精神分裂症等）发生在儿童和青少年阶段具有关键窗口期，且与脑微观水平发育的关键窗口期一致。此外，在成长过程中，负性环境因素会和孩子的精神类问题的发生密切相关。在一项集中了全球 15个研究中心 1728 例抑郁症和 7199 例对照的数据中，发现在儿童和青少年阶段发病的抑郁症患者，其海马性能和体积都有明显的降低和萎缩[12]。这也提示了未来在治疗策略上需要考虑到起病年龄的因素，因为不同起病年龄对脑的影响程度是不同的。

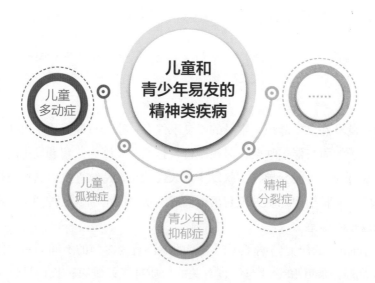

贺永教授实验室与中南大学湘雅医院合作的研究发现，无儿童创伤史的抑郁症组与对照组的区别涉及广泛脑连接的异常；但是有儿童创伤史的抑郁症组与对照组显示的异常情况则更加严重[13]。这提示在治疗方案中要考虑到此因素的个体差异。

注意缺陷多动障碍（attention-deficit hyperactivity disorder，ADHD）

有些孩子在学校或家庭中出现非常好动的现象，其注意力常常不集中，难以静坐。许多家长与老师认为这是孩子个性调皮的缘故，是其主观上"不愿意"造成的。但经过研究发现，有很多患有 ADHD 的儿童病例，他们和正常儿童的大脑皮质发育轨迹很不一样：在前额叶区域，ADHD 儿童要比正常儿童的发育晚 2 年，而背外侧前额叶与注意能力密切相关[14]。即说明，ADHD 儿童的注意力不集中症状不是因为主观"不愿意"，而是他们和同龄人相比，调控注意力的大脑皮质没有发育好。这为 ADHD 的机制找到了很重要的生物学证据。除此之外，贺永教授实验室和北京大学第六医院合作的研究发现，ADHD 儿童前额叶环路的结构连接强度比正常发育的儿童要

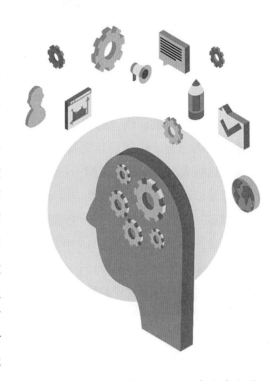

低，且与注意缺陷评分有关，而 ADHD 儿童的额叶纹状体环路的连接强度比正常发育儿童的高，与冲动评分密切相关[15]。这可以在神经网络水平上解释 ADHD 儿童注意力不集中与易冲动症状的神经环路机制。

五、 小结

脑作为一个非常复杂又神秘的系统，始终遵循着一定的发育规律，在此基础上个体会由于环境影响，产生较大的差异：脑的结构和功能发育奠定了认知和行为发展的生物学基础，积极正面的环境因素使得脑神经网络发育更佳；而消极负面的环境因素则会使脑的发育变差，甚至产生疾病。很多脑疾病都与脑的结构异常密切相关，如果能将二者对应联合，则将为脑疾病药物治疗、认知行为治疗和神经调控治疗等提供重要的科学依据。

值得注意的是，并不是脑体积越大，人越聪明。超常智力等的出现与特定的脑结构和功能特征及其发育过程紧密相连。例如，音乐训练等会促进脑灰质和白质发育，而受到虐待、语言暴力和目睹家庭暴力则会严重损害脑发育；父母的教育状况和家庭收入等也影响着脑发育和认知的发展。由此可知，在学校与家庭中，对孩子给予更细致和耐心的养育和

关爱是非常重要的。

此外，儿童出现的很多反常情况有非常多的生物学基础，如注意缺陷多动障碍、抑郁症等。敏锐识别儿童的个体差异，心理、情绪和行为等问题，予以尊重和照顾，会更好地促进其健康发展。

现在我国以及欧美很多发达国家都已经把儿童脑发育研究作为重要国家战略。从 21 世纪开始的美国国立卫生院发布的儿童脑发育计划，到现在的美国 ABCD 青少年儿童脑发育计划，我们前面提及的许多知识与研究成果都是基于这些数据库对脑 - 认知 - 基因 - 环境数据的分析。中国启动的脑计划也将中国儿童和青少年脑智发育作为重点内容，期望通过这些大项目来研究探索一些基本规律，识别儿童和青少年发展过程中积极性、保护性的因素以及消极性、风险性的因素。这些项目是许多脑科学家与儿童和青少年的共同努力，很多儿童和青少年积极参与到脑发育项目中，与项目一起成长。

联合国儿童基金会在 2016 年发布报告，基于脑科学的最新发现可以认为：脑的发展过程中有非常重要的时间窗口，尤其是儿童早期。在这一时期，神经元树突棘数量呈爆炸性增长，之后的修剪过程是脑发育中非常重要的时间窗口。报告中特别指出，要建立良好的成长环境，尤其是加强抚养人的知识来促进儿童和青少年的心理健康发展。

世界卫生组织与联合国儿童基金会在 2021 年联合发布了一则报告，特别提出了基于现在的脑科学最新证据，要积极推进心理健康、预防精神卫生问题以及减少自我伤害和危险行为的举措。2015 年，贺永教授收到联合国儿童基金会邀请，在第四届反贫困与儿童发展国际研讨会上发言，报告了在儿童早期脑发育方面的研究成果。尤为重要的是，他提出要尊重儿童脑发育的基本规律，尊重儿童的个体差异，促进儿童心理健康的发展。

我国近几年不断推动儿童和青少年心理健康服务体系的建设，在儿童脑发育理论方面取得了一定的研究成果。国家卫生健康委、中宣部等 12 个部门联合印发《健康中国行动——儿童青少年心理健康行动方案（2019—2022 年）》，强调要以健康促进为中心，以预防为主，做好重点人群的心理疏导；做好对专业机构的协作支持；强化学校完善心理健康的教育机制；特别呼吁家长对孩子心理健康问题的关注和指导，以及教育部门、家庭、学校、医院和社会共同努力，来推动儿童青少年的健康发展。对于正常发育群体，要更好地爱护与理解其个体差异；对于亚健康的群体，要进行预警和积极的观察，以帮助他们向正常群体回归；对于已经有障碍的群体，通过多方努力给予关爱，使其生活向健康的方向发展。最后，随着对儿童和青少年脑发育研究的不断深入，科学家们将会进一步揭示脑发育的规律，促进我国儿童和青少年的健康成长。

参考文献

[1] Gilmore JH, Knickmeyer RC, Gao W. Imaging structural and functional brain development in early childhood[J]. Nat Rev Neurosci, 2018, 19(3): 123-137.

[2] Crick F, Jones E. Backwardness of human neuroanatomy[J]. Nature, 1993, 361(6408): 109-110.

[3] Gogtay N, Giedd JN, Lusk L, et al. Dynamic mapping of human cortical development during childhood through early adulthood[J]. Proc Natl Acad Sci USA, 2004, 101(21): 8174-8179.

[4] Lenroot RK, Giedd JN. Brain development in children and adolescents: insights from anatomical magnetic resonance imaging[J]. Neurosci Biobehav Rev, 2006, 30(6): 718-729.

[5] Shaw P, Greenstein D, Lerch J, et al. Intellectual ability and cortical development in children and adolescents[J]. Nature, 2006, 440(7084): 676-679.

[6] Men W, Falk D, Sun T, et al. The corpus callosum of Albert Einstein's brain: another clue to his high intelligence?[J]. Brain, 2014, 137(Pt 4): e268.

[7] Li S, Han Y, Wang D, et al. Mapping surface variability of the central sulcus in musicians[J]. Cereb Cortex, 2010, 20(1): 25-33.

[8] Habibi A, Damasio A, Ilari B, et al. Childhood music training induces change in micro and macroscopic brain structure: Results from a longitudinal study[J]. Cereb Cortex, 2018, 28(12): 4336-4347.

[9] Cheng W, Rolls E, Gong W, et al. Sleep duration，brain structure, and psychiatric and cognitive problems in children[J]. Mol Psychiatry, 2021, 26(8): 3992-4003.

[10] Noble KG, Houston SM, Brito NH, et al. Family income, parental education and brain structure in children and adolescents[J]. Nat Neurosci, 2015, 18(5): 773-778.

[11] Teicher MH, Samson JA, Anderson CM, et al. The effects of childhood maltreatment on brain structure, function and connectivity[J]. Nat Rev Neurosci, 2016, 17(10): 652-666.

[12] Schmaal L, Veltman DJ, Van Erp TG, et al. Subcortical brain alterations in major depressive disorder: findings from the ENIGMA Major Depressive Disorder working group[J]. Mol Psychiatry, 2016, 21(6): 806-812.

[13] Wang L, Dai Z, Peng H, et al. Overlapping and segregated resting-state functional connectivity in patients with major depressive disorder with and without childhood neglect[J]. Hum Brain Mapp, 2014, 35(4): 1154-1166.

[14] Shaw P, Eckstrand K, Sharp W, et al. Attention-deficit/hyperactivity disorder is characterized by a delay in cortical maturation[J]. Proc Natl Acad Sci USA, 2007, 104(49): 19649-19654.

[15] Cao Q, Shu N, An L, et al. Probabilistic diffusion tractography and graph theory analysis reveal abnormal white matter structural connectivity networks in drug-naive boys with attention deficit/hyperactivity disorder[J]. J Neurosci, 2013, 33(26): 10676-10687.

请扫码观看专题讲解视频

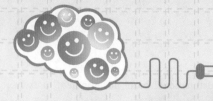

2 遗传与环境对大脑发育影响有多大？

王建华（首都儿科研究所）

一、我们的大脑行使什么功能？

大脑是人体最重要的器官之一，也是人体的最高司令部。大脑由左右两个半球组成，形状如核桃仁，由胼胝体相连，是一个非常神秘的器官。大脑除参与调控我们身体正常的生理功能外，主要功能还有：感知功能、控制运动功能、记忆和学习功能、调控情感和情绪功能以及认知功能等[1-3]。

 感知功能

感知功能，即大脑通过感知系统接收来自外界的各种刺激，如视觉、听觉、触觉、味觉和嗅觉等，然后对这些信息进行处理和解读，这使得我们能够感知和理解周围的环境，并做出相应的反应。例如，吃饭的时候闻到了香味；交流时听到对方说话的声音，这些都与感知功能是密不可分的。

 控制运动功能

大脑还负责运动的控制和协调，通过与脊髓和周围神经系统的相互作用，控制肌肉的收缩和放松，实现身体的运动和姿势调节，比如执笔就是一个精细运动的过程，也受大脑的调控。

记忆和学习功能

大脑还具有记忆和学习功能，通过神经元之间的连接和突触传递信息，形成记忆的痕迹。大脑海马和额叶皮质等参与记忆的形成和存储，使我们能够回忆过去和学习的知识。

 调控情感和情绪功能

大脑通过与边缘系统和内分泌系统的相互作用，调控情绪、情感的形成。大脑杏仁核和前额叶皮质等区域参与情感的加工和调节，使我们能够体验和表达喜怒哀乐，对环境和他人产生情感反应。

认知功能

大脑的认知功能涉及许多方面，包括语言、分析判断、决策和问题解决能力等，功能非常强大，使我们能够进行复杂思维活动和抽象推理。目前的神经科学研究对前面 4 种功能已有相当深入的了解，因此认知功能是目前脑科学家们研究的重点之一。

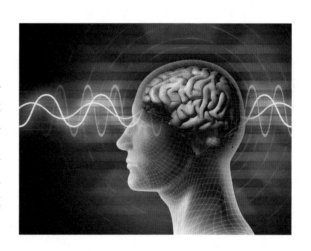

二、 我们的大脑是如何发育形成的？

大脑发育是一个非常复杂的过程，涉及多种因素。从胎儿期第 3 周（也就是胚胎第 14 ~ 16 天）神经系统开始发育。孕早期（1 ~ 3 个月）是神经管发育的一个最重要的时期。孕中期（4 ~ 6 个月）形成了大脑的基本结构，到 7 个月以后开始髓鞘化，进入到一个快速生长发育的时期。因此，胎儿期 1 ~ 3 个月是大脑发育最重要的时期。出生时大脑的重量为 350 ~ 390 g，不同发育阶段，大脑重量增长的速度是不同的，不同性别的大脑发育速度也不尽相同。0 ~ 3 岁是大脑发育的黄金阶段，在此期间脑重量迅速增长。到 15 岁时大脑的重量已达到了成人的水平，20 岁达到高峰，从 25 岁开始大脑逐渐萎缩，直至 85 岁[2-3]。

三、 大脑发育主要是由什么因素决定的?

人体中各系统器官的生长发育是不平衡的，发育速度在不同年龄阶段也不一样。从出生一直到 20 岁，最先开始发育的就是大脑，生殖系统发育得比较晚。大脑发育过程会受到遗传因素和环境因素的相互作用。俗语说："龙生龙，凤生凤"，生活中我们看到的不同人种，展现出不同的肤色特点，这些都是由于基因不同导致表现型不同。大脑发育也是由遗传因素决定的。著名物理学家爱因斯坦的智力非常高，这一点跟他的父母是有关系的，尤其是他的母亲。爱因斯坦的母亲名叫波琳·科克，出生于一个名门贵族，拥有超高的文学修养和艺术造诣；他的父亲是一位商人，也非常聪明。父母的优秀基因对爱因斯坦的聪明起到了非常关键的决定性作用 [2-3]。

马斯克（Elon Reeve Musk）是当今世界上最富有的人之一。他的母亲梅耶·马斯克（Maye Musk）非常聪明，马斯克的智慧也与其母亲的基因密不可分。母亲的性染色体是 XX，而父亲是 XY，男孩的 X 染色体来自母亲，Y 染色体来自父亲。因此，男孩的遗传特征一半来自父亲，一半来自母亲。与人类智力相关的基因大都集中在 X 染色体上，因此孩子的智商在很大程度上受母亲的影响，尤其是男孩。

许多基因与大脑发育及功能是密切相关的。例如，与说话相关的基因称为叉头框 P2（forkhead box P2，FOXP2）基因，是跨物种演化高度保守的转录因子基因，在语言和社会交往过程当中发挥着最重要的作用。英国有一个家族，三代人中有 15 个人存在语言障碍，就是因为这个基因发生了突变，引起其编码的 FOXP2 蛋白第 553 位精氨酸变成组氨酸。正常情况下，FOXP2 蛋白可以调控基因的表达，发挥促进脑发育的功能；但如果其发生突变会导致其编码的蛋白质空间结构发生变化，就不能正常发挥其功能，从而导致语言障碍 [4-6]。

儿科有一种罕见病——儿童 I 型神经纤维瘤病（neurofibromatosis type 1，NF1）——是由 NF1 基因突变引起的常染色体显性遗传病，其发病率为 1/3000 ~ 1/2500，预后非常差，可发展为恶性周围神经鞘瘤。NF1 基因突变可引起其编码的神经纤维蛋白结构和功能发生改变，从而影响大脑神经功能，对胚胎期大脑健康发育具有重要作用。神经纤维瘤是它最常见的特征之一，有的神经鞘瘤体积巨大，严重影响患者生活质量。该病从儿童期就开始起病，累及多个系统，可伴毁容。正常儿童在背部、手部甚至全身皮肤出现咖啡斑，但会随着年龄的增长消失；然而，NF1 患儿是不会消失的，并且伴随长出许多小肿瘤。中国 NF1 的患者是美国的 4 倍，30% ~ 65% 的神经纤维瘤病患者有学习障碍，男性比女性更容易发病 [7-9]。

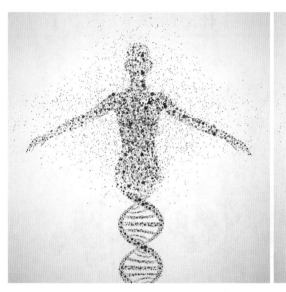
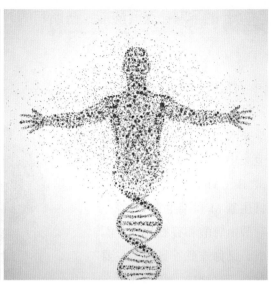

四、大脑发育的环境危险因素是什么？

　　大脑发育的结构和功能不仅受基因（遗传因素）的控制，同时还受环境因素的影响。所以在神经元形成、生存及发展的过程中，大脑的发育差异性是由遗传和环境因素共同作用的结果。胚胎至孕早期 1～3 个月是大脑发育最重要的时期，也是神经管的发育时期。在胚胎神经管发育的过程中，如果在 28 天没有正常闭合，就会导致严重的中枢神经系统畸形，称为神经管畸形或者神经管缺陷（neural tube defect，NTD）。NTD 在临床上主要有三种表型：无脑儿、脊柱裂、脑膨出。

　　除遗传因素之外，环境因素包括生物因素、化学因素、物理因素以及营养因素等均可引起胚胎的神经管发育异常，导致 NTD 的发生。其中，生物因素一般指母亲怀孕的过程中受到病毒、细菌和寄生虫等病原体的感染，如宠物猫身上可能存在弓形虫等寄生虫，有可能成为致病的生物因素。因此，备孕期或孕期应尽量避免接触猫、狗或其他宠物，否则会增加寄生虫感染的概率，而且在怀孕后还有可能对胎儿发育造成直接影响。化学因素如食物中的有机磷等农药残留也会影响胎儿大脑发育。物理因素包括电离辐射、母体高温等导致神经管不能正常闭合，而引起 NTD。营养素缺乏，特别是水溶性维生素叶酸、肌醇、维生素 B_{12} 等的缺乏，影响胚胎神经管的发育，从而引起 NTD[10]。

五、围孕期补充叶酸能预防所有的 NTD 吗？什么是叶酸不应答型 NTD？

营养素叶酸（folate）是一种水溶性维生素，是由科学家米切尔于 1941 年在绿色菠菜中发现的，又称为维生素 B_9（vitamin B_9，VB_9）、维生素 M 和维生素 Bc 等。叶酸由蝶酸和谷氨酸结合而成，又称蝶酰谷氨酸，主要存在于食物中，新鲜水果、绿色蔬菜和肉类食品中含有丰富的叶酸。肠道菌群有合

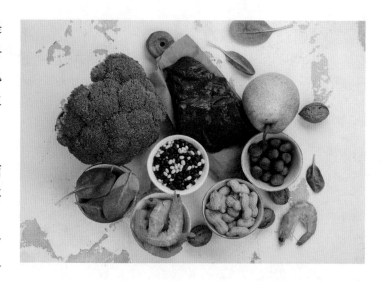

成叶酸的能力。叶酸在人体内的合成不能满足人体生长需要，所以必须通过外界食物来补充。食物烹饪方法也影响叶酸的流失，长时间蒸煮会导致叶酸损失 50% ~ 90%[10]。

在大脑发育过程中，叶酸可起到预防 NTD 发生的作用。1987 年，我国 NTD 的发生在出生缺陷中为第 1 顺位（发生率为 27.4/ 万）；大面积推广增补叶酸后，2015 年我国 NTD 的发生已经降到第 12 顺位（发生率为 2.18/ 万）。围孕期补充叶酸就可预防 40% ~ 85% 的 NTD[11]。但有部分 NTD 仍然无法通过增补叶酸来预防，即为叶酸不应答型 NTD。

六、营养素叶酸在体内是如何代谢的？

在人体内，叶酸在二氢叶酸还原酶（dihydrofolate reductase，DHFR）的作用下形成二氢叶酸，进而转化为叶酸的活性型 5, 6, 7, 8 - 四氢叶酸（FH_4），再进一步形成 5, 10 - 亚甲基四氢叶酸，在亚甲基四氢叶酸还原酶（methylene tetrahydrofolate reductase，MTHFR）作用下，转化为 5 - 甲基四氢叶酸，被人体细胞所利用。5 - 甲基四氢叶酸（N^5-CH_3-FH_4）是叶酸在血液循环中的主要形式。甲硫氨酸合成酶还原酶（methionine synthase reductase，MTRR）也是叶酸代谢过程中的关键酶。叶酸在体内以 N^5-CH_3-FH_4 形式，作为体内一碳单位转移酶的辅酶，不仅参与脱氧核糖核酸（deoxyribonucleic acid，DNA）、蛋白质等物质的甲基化过程，而且还参与体内 DNA 和核糖核酸（ribonucleic acid，RNA）的合成和修复，这就是我们前面提到的遗传因素，大脑的发育离不开 DNA 和 RNA 的

合成和修复。如果合成过程中发生了错误，核苷酸序列发生了改变，叶酸就可以发挥其 DNA 修复的功能。维生素 B_6（VB_6）、维生素 B_{12}（VB_{12}）也是参与这一过程的重要物质。所以在补充叶酸的同时，可以同时补充 VB_6 和 VB_{12}[10]。

七、 叶酸在体内发挥作用最主要的形式是什么？目前临床上叶酸在体内代谢能力基因检测主要检测哪两个基因？

叶酸在体内发挥作用最主要的形式是 N^5-CH_3-FH_4，而叶酸代谢过程中 MTHFR 和 MTRR 等叶酸代谢的关键酶基因是否有突变决定了叶酸在体内的代谢能力。目前临床上叶酸在体内代谢能力基因检测主要是检测编码叶酸代谢中 2 个关键酶的基因——*MTHFR* 和 *MTRR* 基因。由于先天携带了突变的基因（也就是遗传因素）可引起上述叶酸代谢关键酶活性下降，导致机体对叶酸的利用能力降低，大脑发育就会受到影响。

 MTHFR 基因——亚甲基四氢叶酸还原酶基因

该基因定位在人体 1 号染色体上，其最常见的突变类型是 *MTHFR* C677 T 位点，即在第 4 外显子上第 677 位点上碱基由 C（胞嘧啶）突变为 T（胸腺嘧啶），通过遗传将突变型向下一代传递。一个碱基的改变或者说一个核苷酸的改变就导致编码的酶蛋白中有一个氨基酸发生了改变：由丙氨酸（alanine，Ala）转变为了缬氨酸（valine，Val）。前面提到的与语言相关的 *FOXP2* 基因也与氨基酸发生改变相类似，最终导致蛋白质空间结构变化，引起酶活性改变。

对于 *MTHFR* C677T 位点，中国人群与世界其他人群相比发生率较高，突变等位基因 T 发生频率为 34%，世界其他人群为 22%。*MTHFR* C677T 位点可出现 3 种不同基因型：未发生突变的 CC 型（野生型）、含有突变的 CT 型（杂合突变型），以及突变的 TT 型（突变型）。3 种基因型 MTHFR 酶活性和热稳定性有明显的不同。TT 型的 MTHFR 活性降低至 25%，需要进食或者补充更多量的叶酸，通过遗传和环境交互作用，使大脑正常发育。

还有另一变异位点是 *MTHFR* A1298C 位点，即第 8 个外显子上第 1298 个碱基腺嘌呤（A）突变为胞嘧啶（C），使酶蛋白上氨基酸由谷氨酸（glutamate，Glu）转变成了丙氨酸（Ala），蛋白质结构发生了非常大的改变，酶活性降到 68%。对于 *MTHFR* A1298C 位点，中国人群与世界其他人群相比发生率较低，突变等位基因 C 发生频率为 19%，世界其他人群为 23%。

MTRR 基因——甲硫氨酸合成酶还原酶基因

该基因位于 5 号染色体，*MTRR* A66G 位点，是该基因在第 2 个外显子上第 66 个碱基发生了改变：*MTRR* A66G 位点腺嘌呤（A）突变为鸟嘌呤（G），使酶蛋白中氨基酸由异亮氨酸（Ile）变为甲硫氨酸（Met）。对于 *MTRR* A66G 位点，中国人群与世界其他人群相比发生率较低，突变等位基因 G 发生频率为 24%，世界其他人群为 42.6%。

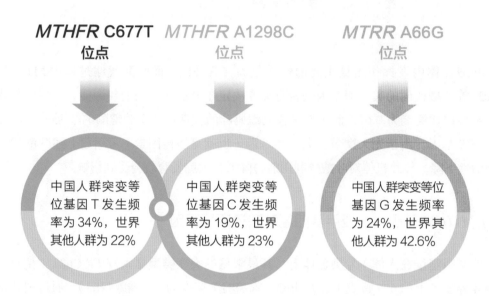

因此，在临床上可以通过叶酸代谢关键酶基因来评估叶酸代谢是否正常进行，可通过叶酸代谢关键酶基因突变位点的检测进行遗传筛查。此外，可直接检测血液中叶酸水平，目前可以通过高精尖的技术手段来检测 6 种叶酸及其相关的代谢产物，能够很精准地评估人体是否处于叶酸缺乏状态。但该结果只能反映血液中的叶酸水平，实际上需要结合更多的因素综合判断，才能进行个性化的叶酸补充，即根据每个备孕者的特点来进行叶酸的增补，以便将来胎儿大脑能更好地发育。每个备孕者选择适合自己的食物时，要考虑到遗传、环境和生活习惯等综合因素，来选取最有用和成功的饮食方案，这就是个性化的营养方案。

八、 叶酸表观遗传学调控功能指的是什么？为什么孕期要精准补充叶酸才能保障胎儿大脑健康发育？

叶酸在体内主要以 N^5-CH_3-FH_4 形式存在，除了参与 DNA 和 RNA 的合成和修复，还参与 DNA 甲基化过程，即表观遗传学调控功能，即在基因不变的情况下通过 DNA 或者组蛋白等甲基化调控体内基因的表达，从而影响大脑的发育。染色体的基本结构单位为核小体，由 DNA 和组蛋白构成。组蛋白 H2A、H2B、H3 和 H4 各 2 个分子，形成 1 个组蛋白八聚体，DNA 分子盘绕在组蛋白八聚体构成的核心结构外面，形成 1 个核小体核心颗粒。核小体核心颗粒再由 DNA 和组蛋白 H1 共同构成的连接区连接起来，形成串珠状样的结构。叶酸可在 DNA 或在组蛋白分子上加甲基，使其进行甲基化修饰，从而影响基因的表达以及大脑的发育。最新研究发现，如果叶酸在体内发挥代谢功能的这些基因发生改变，可引起神经管的缺陷和异常，使得大脑发育异常。叶酸进入体内后先活化为 FH_4，主要转变成 N^5-CH_3-FH_4，参与体内一碳单位的代谢，进而参与 DNA 和 RNA 的合成、修复以及 DNA 和组蛋白等甲基化过程，最终影响大脑的发育。在 NTD 系列研究中，发现敲除小鼠叶酸转运蛋白基因后，100% 出现 NTD，由此可见叶酸转运蛋白基因的重要作用。因此一碳单位代谢障碍和叶酸转运蛋白基因在 NTD 的遗传病因中起到显著作用。还有研究发现，如果孕期过量补充叶酸，也会增加子代发生孤独症的风险，所以孕期叶酸要精准补充，才能保障大脑健康发育 [10-11]。

九、 什么是生命早期 1000 天?

生命早期 1000 天是指从怀孕的胎儿期（280 天）到宝宝出生之后的 2 岁（720 天）。胎儿期是大脑发育最重要的时期，出生后的 2 年也是大脑发展非常重要的时期。世界卫生组织（World Health Organization，WHO）定义生命早期 1000 天是生长发育的"机遇窗口期"，对孩子的身体以及大脑的发育，甚至成年的健康情况都起着非常重要的作用；也是预防成年期慢性疾病，如肥胖、高血压、心脏病及糖尿病等的窗口期。

因此，要高度重视生命早期 1000 天，要重视孩子生命早期阶段，及时纠正营养不良等环境因素。孕期营养不良将影响母亲、胎儿和生后婴儿的健康，特别是影响神经系统的发育，这关系到孩子一生的健康。营养对于大脑的发育至关重要。依据大脑不同时期生长发育的特点，儿童的营养需求一定是高于成人的。因此需要进行科学的个性化的饮食调配，来满足母亲和孩子的生理需要 [12]。

十、小结

　　本章主要围绕遗传因素和环境因素如何影响大脑发育，营养素叶酸在大脑发育过程中如何发挥作用，以及为何要关注生命早期 1000 天三个内容来展开讲解。

　　1. 大脑的发育是由基因来控制的，比如 *FOXP2* 基因突变将导致其编码的蛋白质空间结构发生变化，不能发挥其正常的功能，从而导致孩子语言障碍，不会说话；*NF1* 基因突变会导致儿童神经纤维瘤病的发生。影响大脑发育的环境因素中，重点认识了叶酸的功能。叶酸代谢相关的基因突变后，人体仍然可以通过外界补充叶酸使其在体内发挥作用，即在同样的突变条件下，补充叶酸和不补充叶酸结果明显不同。因此，遗传因素和环境因素协同作用，均影响大脑的发育。

　　2. 关于营养素叶酸在大脑发育过程作用的确切分子机制，到目前为止，科学家们仍然在研究。叶酸在体内主要以 5 - 甲基四氢叶酸（$N^5\text{-}CH_3\text{-}FH_4$）的形式存在，参与 DNA 和 RNA 的合成，同时还参与 DNA 和组蛋白的甲基化修饰，从而发挥其调控神经发育的功能。我国非常重视围孕期叶酸的补充，2017 年发布了《围受孕期增补叶酸预防神经管缺陷指南》[13]，2020 年发布了临床对于增补叶酸的多学科专家共识 [14]，大幅度降低了 NTD 的发生率。

　　3. "生命早期 1000 天" 的理念强调从怀孕到 2 岁是胎儿和婴幼儿大脑发育的黄金时期。要高度重视生命早期 1000 天，要重视孩子生命早期阶段，及时纠正营养不良等环境因素。孕期营养不良将影响母亲、胎儿和生后婴儿的健康，特别对大脑的健康发育非常关键。

参考文献

[1] Bear ME, Connors BW, Paradiso MA. 神经科学：探索脑 [M]. 3 版. 北京：高等教育出版社，2011: 1-205.

[2] 陈荣华，赵正言，刘湘云. 儿童保健学 [M]. 5 版. 南京：江苏凤凰科学技术出版社，2017: 9-59.

[3] 伯根. 大脑研究与儿童教育 [M]. 王爱民，译. 北京：中国轻工业出版社，2006: 27-35.

[4] White SA, Fisher SE, Geschwind DH, et al. Singing mice, song birds, and more: models for FOXP2 function and dysfunction in human speech and language[J]. J Neurosci, 2006, 26(41): 10376-10379.

[5] Morgan AT, Amor DJ, St John MD, et al. Genetic architecture of childhood speech disorder: a review[J]. Mol Psychiatry. 2024, doi: 10.1038/s41380-024-02409-8.

[6] Wijngaarden VV, Wilde HD, van der Molen DM, et al. Genetic outcomes in children with developmental language disorder: a systematic review[J]. Front Pediatr, 2024, 12: 1315229.

[7] Wang ZC, Li HB, Wei CJ, et al. Community-boosted neurofibromatosis research in China[J]. The Lancet Neurology, 2022, 21(9): 773-774.

[8] 中国Ⅰ型神经纤维瘤病多中心治疗协作组，全国整形外科多中心研究平台，王智超，等. Ⅰ型神经纤维瘤病临床诊疗专家共识（2021 版）[J]. 中国修复重建外科杂志，2021, 35（11）：1384-1395.

[9] 中国罕见病联盟Ⅰ型神经纤维瘤病多学科诊疗协作组. Ⅰ型神经纤维瘤病多学科诊治指南（2023 版）[J]. 罕见病研究，2023, 2（2）：210-230.

[10] 张霆，吴建新，李廷玉. 儿童营养表观遗传学 [M]. 北京：科学出版社. 2019：107-128.

[11] 国家卫生健康委. 中国妇幼健康事业发展报告（2019）. [2019-05-27]. http://www.nhc.gov.cn/fys/jdt/201905/bbd8e2134a7e47958c5c9ef032e1dfa2.shtml

[12] 官臻，王建华. 关注生命早期 1000 天 [J]. 健康向导，2023, 29（3）：36-37.

[13] 围受孕期增补叶酸预防神经管缺陷指南工作组，任爱国，张雪，等. 围受孕期增补叶酸预防神经管缺陷指南（2017）[J]. 中国生育健康杂志，2017, 28（5）：401-410.

[14] 中国医药教育协会临床合理用药专业委员会，中国医疗保健国际交流促进会高血压分会，中国妇幼保健协会围产营养与代谢专业委员会，等. 中国临床合理补充叶酸多学科专家共识 [J]. 中国医学前沿杂志（电子版），2020, 12（11）：19-37.

请扫码观看专题讲解视频

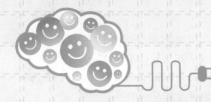

3 亲子互动对脑发育的促进作用

张嵘（北京大学）

一、 神经的发育

 你知道脑是怎样发育形成的吗？

社会中每个人都有独一无二的思维方式、兴趣爱好、言行举止、认知情感，这是源于个体所拥有的独一无二的脑。脑的个体化结构与功能并非偶然发生，而是由基因和环境相互作用最终决定的。

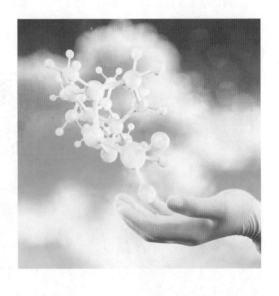

遗传基因是一切生命形态功能结构的本源基础。每个受精卵从父母那里继承的基因组合是独特的，发育成各种器官系统。对于神经系统而言，基因通过调控神经干细胞的增殖、迁移、分化，神经细胞的生长、突触发育与修剪、树突棘的连接和功能可塑，为个体脑的发育奠定基础。

然而，仅用基因并不足以完全解释脑的独特性。环境因素在脑发育过程中也起着至关重要的作用。怀孕期间母亲的健康状况、生活习惯和情绪状态会影响胎儿在羊水中的生物环境；出生后的家庭养育与社会环境也会影响婴幼儿的脑发育。这些环境因素不仅可以直接产生影响，还可以通过表观遗传修饰改变基因的表达，进而影响神经元生长发育、突触

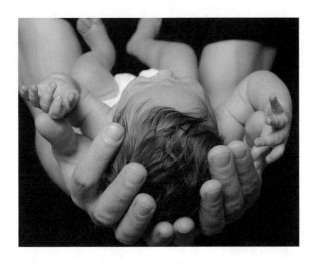

的连接和神经网络的构建，从而塑造个体的神经多样性。

脑是由数以千亿计的神经元组成的，它们通过复杂的突触连接形成神经环路和脑网络，从而支持个体的感觉、运动、认知思维与情绪活动。这些神经元之间的连接决定了人如何感知世界、如何控制自己的身体以及如何展现出各种不同的言行举止。比如，脚被钉子扎到会产生痛觉，让人产生躲避回缩的行为；站在很高的楼顶向下看会产生本能的恐惧，使自己远离露台边缘；在有"行站坐卧"等需求的时候，脑可以支配肢体肌肉完成需要的动作，等等。除了基本的感知和运动功能外，脑还具有学习的能力、情绪调节的能力以及冲动控制行为和思维创造的能力。这些功能都需要一个复杂而有序的神经网络，在不同脑区域之间进行连接与投射，共同完成复杂功能。

儿童和青少年的神经精神障碍是大众关注的重要医学问题与社会问题。随着基因筛查和孕检逐渐完善，出现视力缺陷、听力障碍等生理残疾的儿童逐渐减少；但随着婚育年龄的推迟、生活方式的改变和社会压力的增加，孕产阶段内分泌代谢的改变对胎儿脑发育的影响日益显著。此外，产后母乳喂养减少，母婴联结异常等养育问题也会对婴儿脑发育产生影响，从而产生各种各样的神经精神发育障碍。

婴儿的发展是有顺序的。出生后早期，运动功能只有几个基础反射，感知能力首先发展起来。例如，新生儿能够听到母亲的声音并闻到母亲的气味；可以感受亲人的抚摸并产生愉悦的表情；渐渐地，婴儿的视力逐渐变好，能够看到亲人的面部并关注周围的事物。与此同时，运动能力也逐渐提高，儿童从最初的反射动作逐渐发展出抬头、翻身、坐起、爬行、站立和行走等动作。这些运动能力的出现是脑发育的里程碑。在儿童的高级功能发展方面，语言和认知能力的增长尤为突出。婴幼儿开始学习说话、出现模仿行为，和同龄人开始游戏玩耍，这些都是高级认知行为功能。

儿童的脑发育是一个复杂而有序的过程，从感知、运动到高级功能的发展都遵循着一定的规律。在此基础上，父母与教育者可以给儿童提供适当的刺激与丰富的生活环境来促进其脑的健康发育。

哺乳动物的新生命诞生后，双亲的照料不仅对躯体生理发育起关键作用，对神经和心理的成熟也具有重要意义。母婴之间存在同步性，研究表明，从眼神注视、情绪表达、声音语调到脑电和心率的波动，都有高度的相似性和同步性[1]。这种心灵的联结使得亲子之间能够跨越语言感知彼此的情感和需求，进一步促进亲子关系的建立和孩子的成长。

二、母性行为对孩子发育的影响

 为何会产生母性行为？

母亲的护理和抚触能够给予孩子丰富的神经刺激，而母亲身上和乳汁的味道则能给予孩子愉悦的感受。此外，母亲的声音和怀抱的摇晃都能带给孩子强烈的安全感，这些照料行为可以对孩子产生积极的影响，且这种影响不仅限于幼年时期，甚至可能影响一生。

在孩子 3 个月大时，他们会开始与父母进行面对面的互动：眼神、表情和声音这种良好的社交互动对孩子未来的社交发展起到重要作用。在这个

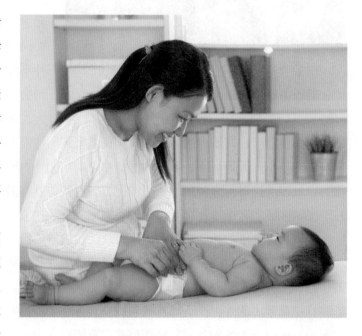

过程中，催产素和精氨酸升压素这两种物质起到了关键作用，两种递质都是由下丘脑中的视上核和室旁核合成和分泌的。两种神经递质通过神经元投射到垂体后叶进入外周血中发挥作用，如催产素促进子宫收缩和乳汁分泌，精氨酸升压素介导水、电解质平衡和抗利尿 [2-3]。而在母性行为中，两种递质也发挥着积极作用，催产素负责对孩子的爱，精氨酸升压素负责母性攻击，抵御外来入侵者，保护孩子不受伤害。因此，母乳喂养是最好的建立母子联结的行为，当孩子吸吮母亲的乳头时，会引发催产素的大量释放，使母亲形成反射，促使乳汁喷出，甚至孩子的啼哭也能引发母亲的喷乳反射 [4]。

Keith Kendrick 教授在 1987 年全球首次报道了催产素与母子联结相关的有趣现象。实验表明，当一只羊的脑内注射催产素后，原本会攻击陌生小羊的行为转变为有人将小羊带走时的哀嚎，表明催产素使母羊产生了母爱。随着越来越多的科学家投入研究，发现催产素在社会识别中扮演着重要角色。例如，鼠类通过嗅觉来区分熟悉和陌生的个体，而人类则通过面部特征来识别是否熟悉。此外，催产素还涉及表情识别，帮助人们判断他人的情绪状态，如高兴、愤怒或伤心。

在自然界中，约 7% 的动物实行一夫一妻制。这种社会功能使得雄性动物在交配后不

离开雌性，共同抚养后代。这种亲子关系的建立，在很大程度上得益于催产素的作用。通过催产素与精氨酸升压素的基础研究，得以理解人与人之间联结的形成机制。因此，催产素在亲子行为、亲母行为、社会识别、单一配偶关系、信任等多种社会行为中的关键作用被逐一阐明。

 母性行为对儿童发育起到怎样的作用？

　　母性行为是一种复杂的、高度进化的、保守的基础社会行为，是种族延续的关键因素，除了在给予食物、护理等生理方面起到照顾后代的作用，其行为本身带有的社会含义也有助于子代的成长。母性行为最主要的表现是生理支持，也就是哺乳养育，不仅给子代提供了营养，还通过这种方式促进了婴儿与母亲之间的联结，使其感受到母爱与安全。而对于母亲来说，母爱也并非完全依靠本能，孩子的声音、动作与眼神都起到激发母爱的作用，母亲能通过感受孩子的信号来识别其需求，并做出相应互动。

　　女性在生理过程中会受到多种激素的影响：怀孕期间，雌激素和孕激素水平上升，而在分娩时催产素水平达到高峰；分娩后，雌激素和孕激素水平下降，而催产素和催乳素开始交替工作以支持哺乳行为[5]，其中催产素促进乳汁喷射，催乳素则促进乳汁的产生，这两种激素在哺乳过程中交替达到高峰，相互协作。另外，抚触对母婴双方都有益处。在抚触过程中，脑中的催产素会被迅速激活和释放，使被抚触者享受这一过程。同时，抚触者也能从中获得愉悦体验[6]。

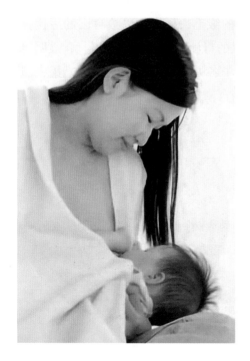

　　然而，对于某些因特殊情况而无法与母亲长时间相处的孩子，如早产儿，他们可能会错过与母亲建立亲密联结的机会。在团聚后，需要通过额外的亲子互动来补偿这段缺失的时光。实验表明，如果幼鼠在出生后与母鼠每天分离3小时，长大后其社交行为会受到影响。然而，如果在分离期间给予幼鼠抚触，这种影响则可以被逆转。这一现象对于留守儿童也具有启示意义。尽管父母因工作原因无法陪伴在孩子身边，但如果其他亲人能给予孩子足够的关爱和互动，也能在一定程度上弥补这一缺失。

　　下丘脑内侧视前区是产生复杂的母性行为的核心控制脑区[7]。该脑区接收多种信号传入，有的来源于婴儿，有的来自母体自身的激素与相关神经递质。下丘脑内侧视前区的调控促使母体与孩子产生互动，并产生奖赏感。所以在照顾孩子的过程中，母亲通常不会觉得特别辛苦或疲惫，反而体验到更加强烈的幸福感。

雌激素、孕激素、催乳素、5-羟色胺、催产素、精氨酸升压素都参与了母性行为的调节[8]。在临床上，如果产后雌激素和孕激素水平降至极低时，就可能导致母亲的抑郁。临床研究发现，27%~38%的母亲在产后出现不同程度的抑郁症状，而产后抑郁会破坏母亲的情绪表达能力，使母亲的母性行为较差，在随后的育儿中更少地表现出对自身情绪的积极陈述和对他人情绪情感的正确判断，在与孩子互动中无法正确及时地捕捉孩子的情感变化，甚至拒绝互动[9]。母亲的抑郁或焦虑症状对孩子产生长远影响，包括大脑结构和连接性、气质、社会情绪或行为问题、认知和学习成绩以及精神病理学风险[10]。研究表明，在对中低收入国家，产妇抑郁与后代生长发育不良相关。相比之下，在经济发达的国家，母亲抑郁预示着后代肥胖。因此，产后抑郁应受到广泛关注。应帮助母亲尽快走出抑郁，重建亲子关系。目前研究人员认为，催产素或许是对抗产后抑郁的关键物质之一，而哺乳作为一种刺激催产素产生的方式，可以缓解母亲的抑郁和焦虑[11]。所以从多方面来看，母乳喂养都是最佳的选择。

母性行为只在人类中有体现吗？

母爱是世界上最伟大的爱，这种无私的照顾行为不仅限于人类，也广泛存在于动物王国中。动物界中的母性行为也非常有趣。例如，当鼠宝宝被放置在笼子的角落时，鼠妈妈会一个接一个地将它们衔回窝中，并进行舔舐和哺乳；如果给鼠妈妈纸屑，它会做一个圆圆的窝。鸭子下蛋后也会使用肚皮下最柔软的绒毛去做窝，以给自己的后代保暖，让其舒适，提高生存率。但敲除相关基因的大鼠的母性行为就受到了干扰，最明显的变化就是它没有做窝的行为，也不会将散落在笼子各处的幼鼠衔回、聚拢，集中照料。同时，正常的大鼠母亲在产后会把幼鼠身上的胎盘清理干净，基因敲除的母鼠则不会，反而在笼子里跑来跑去、不舔舐或者过度舔舐、踩踏自己的子代幼鼠，导致幼鼠受伤，甚至夭折。而活下来的幼鼠会在成长过程中表现出与正常幼鼠不同的社交行为。正常母性行为下养育的幼鼠会在社交中使用闻鼻子等嗅探行为表达友好。但异常母性行为养育的幼鼠则是将同伴推倒；无视同伴存在而一直过度梳理自己的毛发；频繁地与同伴打斗，或者逃避友好的互动邀请。动物研究表明，母亲在子代的神经发育与认知行为发展方面起到了关键作用。

母性行为对孩子的发育如此重要，是否不再需要父亲这个角色？

父亲也需要参与到养育行为中，给予孩子生理以外的更多支持，如情感、认知和陪伴。以草原田鼠为例：在交配完成后，雄鼠会选择一直陪伴在雌鼠身边，等待其怀孕生产，并与雌鼠一同照顾幼鼠。在人类社会，父亲对子女的直接影响到青春期以后会越来越凸显，而且父亲对于家庭的付出也影响着母亲的情绪，从而又间接影响到子女，影响到整个家庭的亲密度。所以父亲在养育过程中的参与具有非常深远的意义。

什么样的养育方式是我们提倡的？

日常生活中要注意养育习惯的形成，如尽量避免过早地与孩子分床睡，亲自哺乳而不是倒在奶瓶里，不要用电子产品去替代亲子互动，不要通过逼迫孩子学习来"培养"他的爱好等。要先成为健康的孩子，才能成为一个优秀的孩子。不然，当下的"听话"表现可能会在未来青春期时出现更大的叛逆。一些从小被严厉专制的教育理念养育的儿童，虽然服从父母的各类要求，但其实内心产生厌恶和抵触，不利于心理健康与长期潜能发展，此外，还可能会引发一系列的躯体化症状，如紧张，例如一考试就出现手抖、疼痛、呼吸困难等异常表现。

高强度社会压力下，很多家长难以分出时间照顾孩子，长期缺乏沟通与陪伴，会对个体的心理发展产生长远的不良影响。其实，高质量的亲子关系不在于时间的长短，有的家长虽然长时间在孩子身边，但产生的却是低效陪伴。无论是送孩子上学途中的简短交谈，还是睡前温暖的抚摸，都能让孩子感受到爱。对于留守儿童，书信和电话也是传递爱的重要渠道。感受到爱的孩子，内心充满阳光，有幸福满足感，这将有助于他们的脑健康发展。

在单亲家庭中，有时会出现控制型的教育方式，尤其是当母亲觉得自己为孩子付出了很多时，她可能会过度控制孩子的生活，从日常琐事到重大决策都需要得到她的同意。这种教育方式可能导致孩子成为依赖性强、缺乏自主性的"妈宝男"。这种现象在当今社会中愈发普遍，应当引起家长和教育者的关注。

爱是无私的，但也不能过度控制。在孩子小的时候，家长应多陪伴、多抚触、多拥抱、多亲吻，给予他们足够的关爱和鼓励。随着孩子逐渐长大，家长应学会放手，让他们独立成长。这样的养育方式有助于孩子建立健康的人格和人际关系。

爱也是可以传承的，一个被爱滋养的孩子在成为父母后，也会给予自己的孩子丰富的爱。

参考文献

[1] Leong V, Byrne E, Clackson K, et al. Speaker gaze increases information coupling between infant and adult brains[J]. Proceedings of the National Academy of Sciences, 2017, 114(50): 13290-13295.

[2] Stoop R. Neuromodulation by oxytocin and vasopressin[J]. Neuron, 2012, 76(1): 142-159.

[3] Wacker D W, Ludwig M. Vasopressin, oxytocin, and social odor recognition[J]. Hormones and Behavior, 2012, 61(3): 259-265.

[4] Uvnäs-Moberg K. The physiology and pharmacology of oxytocin in labor and in the peripartum period[J]. Am J Obstet Gynecol, 2024, 230(3S): S740-S758.

[5] Bridges RS. Neuroendocrine regulation of maternal behavior[J]. Front Neuroendocrinol, 2015, 36(2): 178-196.

[6] Yu H, Miao W, Ji E, et al. Social touch-like tactile stimulation activates a tachykinin 1-oxytocin pathway to promote social interactions[J]. Neuron, 2022, 110(6): 1051-1067.e7

[7] Kohl J, Babayan BM, Rubinstein ND, et al. Functional circuit architecture underlying parental behaviour[J]. Nature, 2018, 556(7701): 326-331.

[8] Mitre M, Marlin BJ, Schiavo JK, et al. A distributed network for social cognition enriched for oxytocin receptors[J]. J Neurosci, 2016, 36(8): 2517-2535.

[9] Norcross PL, Leerkes EM, Zhou N. Examining pathways linking maternal depressive symptoms in infancy to children's behavior problems: The role of maternal unresponsiveness and negative behaviors[J]. Infant Behav Dev, 2017, 49(3): 238-247.

[10] Lau BYB, Layo DE, Emery B, et al. Lateralized expression of cortical perineuronal nets during maternal experience is dependent on MECP2[J]. eNeuro, 2020, 7(3): e12853.

[11] Pedersen CA, Boccia ML. Oxytocin antagonism alters rat dams' oral grooming and upright posturing over pups[J]. Physiol Behav, 2003, 80(2-3): 233-241.

请扫码观看专题讲解视频

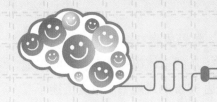

4 如何避免手机与网络成瘾

叶珊（北京大学第三医院）

一、数码成瘾的现况调查

数码产品，尤其是手机和互联网，已经成为现代人生活的重要组成部分。近年来，"数码痴呆症"成为网络上的热门话题。网络上流传的"诊断标准"包括 10 个症状，符合 4 个或以上即可构成"诊断"。

> **网络上流传的数码痴呆症诊断标准：**
>
> 1. 一有空闲时间，就习惯性地掏出手机；
> 2. 习惯用手机的照相功能拍下要记录的内容；
> 3. 害怕与社会脱节，随时随地都想在手机上刷新消息；
> 4. 突然想不起有些字该怎么写；
> 5. 连父母的手机号都记不住；
> 6. 凡遇到不懂的事情就上网搜索，却记不住搜索过的内容；
> 7. 如果没有手机，就走不回出发地点；
> 8. 看到熟悉的面孔却怎么也想不起他的名字；
> 9. 注意力不集中，容易犯低级的错误；
> 10. 大脑和身体都经常属于疲惫的状态。

"数码痴呆症"背后隐藏的更深层问题是数码成瘾。数码成瘾有多种形式，如网络成瘾、电子游戏成瘾、手机成瘾和社交媒体成瘾等。2021年的全球调查显示，在欧美地区，网络成瘾的比例高达8.2%，某些研究甚至报告了高达38%的成瘾率。过度沉迷于互联网可能造成网络使用者每天沉迷在自己的世界里，缺乏与其他人的交流。研究表明，有75%的网络成瘾人群都存在与别人交往的问题，慢慢变得越来越自我封闭。同时还有70%的网络成瘾患者伴有其他成瘾，比如吸烟成瘾、酒精成瘾等。

《2021年全国未成年人互联网使用情况研究报告》追踪了2018—2021年的数据，显示中国未成年网民的比例从93%增长到接近97%，其中高中生中有57.5%在小学时期就开始接触互联网，19.8%上小学前开始接触。调查还发现，接触互联网的年龄越来越小，学龄前儿童接触互联网的比例逐年上升。2021年互联网在未成年人中的普及率达到了96.8%。

新冠疫情之后，未成年人对互联网的应用需求更加明显。未成年人在网络上的活动主要有学习、听音乐、玩游戏、看视频、使用社交网站和网上购物等。超过一半的未成年人在心理上对网络存在较大依赖。此外，对于网络安全的调查显示，许多家庭的父母对于网络成瘾以及智能设备相关的信息安全和网络安全风险缺乏足够的关注。

电子游戏是青少年生活中的重要话题，其成瘾的情况在男孩子中尤其严重。在中国，青少年网络游戏成瘾性障碍的诊断比例高达17%。同时，2021年的全球调查显示，84%的人表示无法忍受一天没有手机的情况，这表明手机成瘾已成为一个普遍现象。美国的一项调查显示，75%的人认为自己对手机有成瘾问题，50%的青少年认为自己很依赖手机；加拿大的一项研究调查了2014—2020年24个国家15~35岁的人群对手机依赖的情况，发现中国在全球24个国家中手机成瘾指数最高，这显示了这一问题的严重性[1]。

二、数码成瘾的表现

数码成瘾可引发一系列症状，其中一个表现是手机成瘾的患者可能出现"幻觉震动综合征"，这是一种错觉，感觉手机在震动或响铃，但实际上并非如此。此外，许多人在不必要使用手机时，仍有强烈的冲动想去使用手机，如在工作、学习时分心查看手机。

另一个常见表现是依赖手机打发时间，几乎一有空闲就会不自觉地拿起手机；没有手机时感到焦虑和烦躁，会过度担心错过重要信息——如私信的消息或是网络平台的新闻；当手机不在身边时，感到无所适从。

三、 数码成瘾的危害

　　长时间使用手机可能对工作和人际关系产生负面影响。例如，长期低头玩手机可能导致忽略家庭和社交互动。当这种行为变得明显并引起他人注意时，如别人指出过度使用手机，这可能是成瘾症状的警示。

　　即使意识到过度使用手机的问题，很多人发现自己难以控制并减少使用时间，这是手机成瘾的另一个明显迹象。在这种手机成瘾的背后，可能还伴随着其他负面影响，即做事不专心，例如 55% 的人开车时使用手机，17% 的家长在陪孩子学习时分心看手机。一项在工作场景中的随机调查发现，82% 的人在工作时会将手机放在身边，其中 65% 的人正在阅读或发送信息，44% 在关注新闻，24% 在网购，甚至 30% 的人在上班时间使用手机约会。

　　数码成瘾还可能导致一系列身体症状，如沉迷于数码产品而导致运动减少、进食不健康，从而引发肥胖等问题；频繁使用鼠标、键盘而诱发腕管综合征，出现手麻症状；长时间盯着电子屏幕引发视力问题、眼干、失眠、头疼、背痛等。心理和行为上的症状也很常见，如沉迷于网络或数码游戏导致的孤独、抑郁、内疚、拖延、焦虑等。很多网络信息如小视频等，会持续提供新鲜的兴奋感，这是日常的环境刺激难以满足的。看久了碎片信息

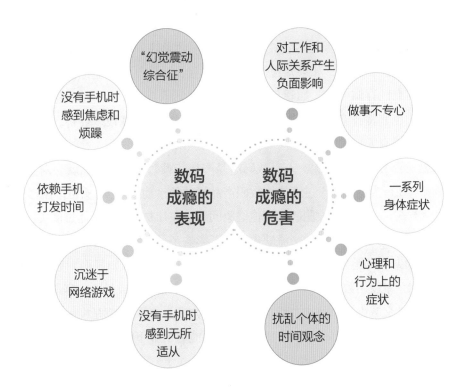

再回归工作和学习状态时，会感到非常困难，甚至产生厌倦。另外，数码产品所营造的光影声音效果让过度沉迷的用户产生错乱感，扰乱个体的时间观念。

手机和网络成瘾有广泛的临床表现。需要注意这些症状，尤其是当它们开始影响日常生活和工作时更要引起警惕。这种成瘾的普遍性和多样性表明，社会需要更多地关注和应对这一现象。

四、数码成瘾的机制

大脑是由数以万计的神经元构成的复杂网络，不同神经元之间通过信号传递进行通信。例如，想要喝水时，大脑会释放信号，通过一系列神经传递，最终支配手部动作去拿水杯喝水。这个过程类似于递送快递，需要从一个神经元"站点"传递到另一个。在神经传递过程中，神经递质扮演着重要角色，它们帮助将神经信息从一个神经元传递到另一个。特别是多巴胺，这种递质在传递兴奋性信号、产生愉悦感方面起着关键作用。从机制角度上，当人们接触网络和数码产品时，容易释放多巴胺，从而导致成瘾性。

长期使用数码产品还可能导致大脑结构的改变。对比海洛因成瘾者和数码成瘾者的脑部磁共振图像后发现，两者显示出相似的大脑结构损害。这表明数码产品对大脑的影响可能与药物成瘾的后果相似，因此有人也称其为"数码毒品"[2]。

2011年，美国3位心理学教授通过实验发现：即使人们知道答案，他们也倾向于首先上网搜索，这种现象被称为"谷歌效应"。同时，如果认为信息可以在网上找到，他们更容易忘记这些信息；相反，如果知道信息将被删除，他们则更可能记住信息。此外，人们更容易记住信息的存储位置，如硬盘中某文件夹中某子目录，而不是信息本身。这些现象在日常生活中也非常普遍，比如用手机浏览信息时经常会收藏很多资料，可其中的内容却很难记住。所以有人把"谷歌效应"比作"数码痴呆"。

数码成瘾是否会导致痴呆呢？人对数码产品产生依赖时，数码产品就会对身体和心理健康产生影响。在行为上，由于过度使用数码产品导致的运动量减少、不出门社交、依赖垃圾食品的生活方式，可能会引发肥胖和其他健康问题。在社交方面，个体过度关注自己的手机和网络世界，导致人与人之间的交流缺失，甚至影响亲子、朋友和伴侣之间的关系。这种状态下的社交减少，可能会导致孤独感和抑郁情绪的增加。在认知层面，数码成瘾还会造成注意力下降，频繁使用数码产品可能导致人们难以集中精神完成任务，容易分心。这些运动减少、肥胖、社交减少、独处能力和注意力下降的表现，实际上都是痴呆症的危险因素。

有科学研究发现，数码成瘾者的大脑认知储备能力明显下降，储备能力越低，未来罹患痴呆的风险越大，这必须引起人们重视。

五、改善成瘾性的机制

　　19 世纪 80 年代有一项著名的心理学实验——老鼠乐园。科学家们提供给实验鼠正常水源和含有可卡因的微苦水源。将实验鼠放入狭小空间，老鼠均选择饮用含有可卡因的水，进而出现毒瘾症状而死亡。但如果将老鼠放置于环境宜居的空间中，它们则会选择正常水源。媒体报道，越南战争期间，一半美军都服用过兴奋性药物，但当战争结束，士兵回归家庭和日常工作后，有了更丰富的环境刺激，很多人就此戒掉了毒瘾。老鼠乐园实验和越南战争期间美军士兵的例子均证明了环境和生活方式的改变能够有效减少成瘾行为。因此人们可以通过有意识地增加社交活动、户外活动以及家庭活动的方式，减少对数码产品的依赖，调整自身对于数码产品的使用状态。

六、自我纠正的方法

　　纠正手机与网络成瘾不只是为了自我进步，也是为下一代树立重要榜样。对于有家庭的人群，与孩子一起参与户外活动、读书、弹琴等，可以加强亲子关系，同时减少对数码产品的依赖。此外，培养多样的爱好，如学习乐器和去户外参与运动，亦有助于转移注意

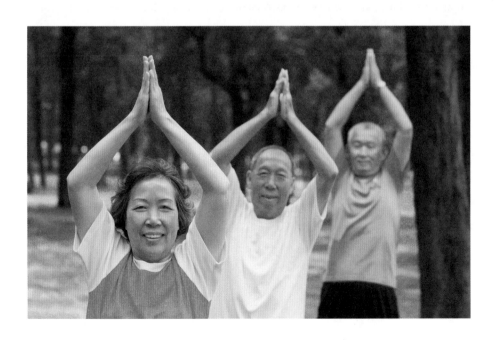

力，从而减少对手机或网络的依赖。这不仅是一种良好的生活方式，也是避免数码产品成瘾的有效手段。

限制卧室内使用电子设备的时间是一个较常用的方法。手机屏幕会释放蓝光，睡前刷手机会刺激皮质醇的生成，抑制褪黑素的分泌，造成持续的兴奋，从而导致失眠和其他睡眠问题，进而影响情绪。

此外，培养想象力和创造力也是对抗数码成瘾的重要方法，比如参与益智游戏和手工活动，增强主观能动性，建立更加健康的思维模式。

最后，信息素养教育也很重要，如何识别可靠信息、保护个人隐私和避免网络诈骗都需要对未成年用户进行规范的普及和培训。

目前人工智能（AI）在现代生活中的影响力与日俱增，几乎可以应用到每个领域。尽管 AI 在一定程度上改变了我们的生活和思维方式，但它无法取代人类的行为能力、创造力和情感纽带，所以社会的发展仍然依赖于人类的努力才可以更好地维持。虽然社会已经进入到信息化时代，一味追求脱离手机与网络是不合理的，但人们可以选择在与时俱进的同时，调节自己使用新工具的方式和方法，找寻现实与虚拟网络的平衡。合理应用数码产品，保持自己独立的思维节奏，是新一代人需要完善的人生课题。

参考文献

[1] Lin FC, Zhou Y, Du YS, et al.Abnormal white matter integrity in adolescents with internet addiction disorder: a tract-based spatial statistics study. PLoS ONE, 2012, 7(1): e30253.

[2] Upadhyay J, Maleki N, Potter J, et al.Alterations in brain structure and functional connectivity in prescription opioid-dependent patients. Brain: A journal of neurology, 2020, 133(7): 2098-2114.

请扫码观看专题讲解视频

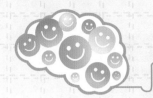

5 你和聪明也许只差好好睡一觉

唐晓梅（北京市海淀医院）

一、什么是理想的睡眠?

 睡眠周期

人进入睡眠状态会经过不同的睡眠时期。首先，进入睡眠前期，随后分别经历浅睡眠、深睡眠和快速眼动睡眠。每晚需要经过数个睡眠周期才能保证我们的身体和大脑得到很好的恢复。在睡眠的过程中，快速眼动睡眠是一个特殊的睡眠时期。在这个时期中，我们的身体不会产生任何肌肉活动，只有我们的眼球在快速地运动，同时，人会产生梦境。在深睡眠时，人的体力得到很好的休整；在快速眼动睡眠期，人的脑力在进行很好的休整。通过休整之后，第二天我们才能有一个清醒的头脑和充沛的体力来完成一天的工作和学习[1]。

那么睡多长时间才是最理想的呢？是不是我们每个人都要睡足 8 h 才够呢？你每天的睡眠时间足够吗？

人在不同的年龄阶段，所需要的睡眠时间是不同的。在婴儿时期，睡眠时间非常长，可以达到 20 ~ 24 h，除了摄取必需的营养物质，剩下的时间都在睡觉。在幼儿时期，每天需要 9 ~ 12 h 的睡眠。在青少年时期，需要睡到 8 ~ 10 h。现在很多学生因为学业压力非常大，过度压缩睡眠时间，过短的睡眠时间对身体非常不利。因为我们需要在睡眠的过程中，让体力和脑力进行修复。成年人之后，睡眠时间需要达到 7 ~ 8 h。在进入老年阶段后，睡眠时间进一步缩短，仅需 6 ~ 7 h。所以在不同的年龄阶段，我们所需要的睡眠时间是不同的，并不是完全统一地要求所有人都要睡足 8 h。我们应根据自己所处的年龄阶段来判断需要的睡眠时间[2]。

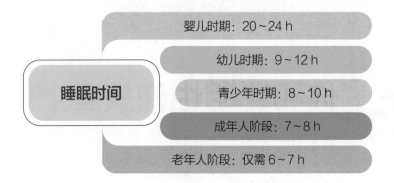

睡眠时间

婴儿时期：20~24 h

幼儿时期：9~12 h

青少年时期：8~10 h

成年人阶段：7~8 h

老年人阶段：仅需6~7 h

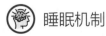 ## 睡眠机制

是什么来维持我们的睡眠？我们为什么会进入睡眠状态？

在我们的大脑中有一个小小的松果体，松果体被很多人称为"第三只眼"，它是联系我们精神世界和物质世界的一个重要结构。松果体有一个重要的作用，分泌与我们睡眠密切相关的褪黑素。当褪黑素分泌增多时，我们进入睡眠状态；当褪黑素分泌减少时，我们进入清醒状态。松果体分泌褪黑素水平的变化与日光照射密切相关。古时人们日出而作、日落而息，就是因为古时人们完全是依靠光线的照射来调整松果体分泌褪黑素。当太阳升起时，光线照射使得松果体分泌褪黑素减少，使人从睡梦中清醒，开始一天的劳作与学习。当太阳落山后，光线照射逐渐消失，松果体分泌褪黑素增加，使人进入睡眠状态[1]。

睡眠的影响因素

哪些因素会影响我们的睡眠呢？与您分享一个真实的病例。有一位患者来门诊就诊，自述近期睡眠不好，特别容易早醒。医生经过询问发现，患者没有常见的影响睡眠因素，如工作压力过大、人际关系紧张、家庭矛盾等问题。因为没有找到影响睡眠的明确原因，医生就为患者提供了一些常规建议，建议患者在白天多去接受光照，减少松果体分泌褪黑素；在夜间，一定要把光线进行很好的遮蔽，家庭应选择避光性强的窗帘，促进松果体分泌褪黑素。在告知患者光线与松果体分泌褪黑素的水平密切相关后，患者自己找出了早醒的原因：最近一段时间他一个人在家居住，睡觉的时候从来不拉窗帘，因缺少了窗帘的遮光作用，过早的光线刺激影响了松果体分泌褪黑素，导致早醒。此后，患者回家后在晚上睡觉时拉好了窗帘，患者早醒的现象消失了。

同样，人们都会有这样的体会：在夏季会比在冬季醒得早。这同样提示，光线影响松果体分泌褪黑素与睡眠密切相关。这也是为什么医生建议所有人睡前不要看手机，因为看手机时会有光线刺激到松果体，使我们的褪黑素分泌减少，导致我们不易进入睡眠状态。所以光线是调节我们睡眠的非常重要的因素[1, 3]。

二、 睡眠与智力的关系

 睡眠对大脑功能的影响

在儿童和青少年时期，大脑处于高速发育的状态，需要通过睡眠来使大脑得到充分的休息。但是在睡眠的时候，我们的大脑不单纯是在休整，同时还在做清理工作。通过一天的思考和学习，我们的大脑会产生很多废物。废物堆积之后，神经和神经之间的联系、信息的传递可能就会因为这些废物而变得越来越慢。所以在深度睡眠期间，大脑中的神经元得到再生和修复，同时大脑会进行突触修剪，巩固重要的神经连接，去除多余的神经连接，这有助于良好地维持大脑神经网络的功能。科学家最新的研究发现，在睡眠过程中，脑内淋巴系统和脑脊液的循环增强，这有助于清除大脑中的废物，提高大脑的工作效率，并改善大脑的学习和信息处理的能力。

 睡眠与记忆力的关系

在睡眠过程中，尤其是在深睡眠和快速眼动睡眠时期，大脑会对白天学习的信息进行整合和巩固，将短期记忆转化为长期记忆并进行储存。睡眠有助于筛选出重要的记忆信息，并抑制不相关的记忆信息，从而提高记忆的准确性和提取效率。睡眠还影响情绪与记忆之间的关系，情绪对睡眠的影响非常大，要去除不良情绪，增加积极的情绪并与记忆相关联，削弱负性的情绪对我们记忆的影响，将有效的信息留下来，从而让大脑中储存更多有用的信息。

 睡眠与创造力的关系

在睡眠过程中，每个人都会有做梦的经历。做梦时，大脑不仅是在做一些休整、整理和归纳，同时还在进行创作，在激发我们的创造力。充足的睡眠有助于大脑在梦境中进行创造性思维的演练，为醒来时的创造力提供灵感来源。此外，睡眠可以改善发散性思维，使人在解决问题时更容易产生新颖多样的想法。

良好的睡眠有助于提高认知灵活性，让人在思考问题时更加敏捷，从不同角度寻找解决方案。所以我们在该睡觉的时候，一定要让大脑好好地休息一下，这也许有助于应对更复杂的问题，找到更好的解决方法。

三、 睡眠如何影响学习能力？

 睡眠与知识巩固

在深度睡眠阶段，大脑会加强和巩固之前学习和记忆的知识，从而提高学习效率。此外，睡眠有助于大脑中不同区域之间的信息整合，使新知识能更加有效地与旧知识结合。学习是融会贯通的过程，让各个区域储存的信息更有机地、密切地结合起来。因为我们的神经就是一个突触和另一个突触相互连接进而传递信息，身体把整个神经网络进行排兵布阵，让各个区域的信息能够做到有效连接。良好的睡眠有助于将短时记忆转化为长时记忆，提高记忆的持久性。

 睡眠与技能学习

在睡眠过程中，大脑会巩固并优化学习技能的神经回路，从而提高已掌握技能的熟练程度。重复的锻炼可以强化已形成的神经网络连接，知识和技能也就能固化在我们的大脑中。对于运动技能的学习，睡眠同样可以帮助形成和巩固肌肉记忆。

 睡眠不足对学习能力的影响

睡眠中我们的大脑并不是完全停止处理信息的，而是在整合信息、清除废物并寻找灵感。睡眠不足会导致记忆力减退，影响新知识的获取和旧知识的回忆。因为既往残存的废物过多，新知识不能进入到储存空间，旧知识可能没有归纳到它该放的位置，导致大脑无法正常提取信息，从而影响记忆。所以牺牲睡眠时间来学习和复习是不正确的。此外，缺乏睡眠会导致注意力不集中，使得学习过程变得困难且效率低下。睡眠不足可能导致情绪波动，继而影响学习的兴趣和动力，导致学习能力下降[4-5]。

睡眠不足对学习能力的影响

- 导致记忆力减退，影响新知识的获取和旧知识的回忆
- 导致注意力不集中，使学习过程变得困难且效率低下
- 可能导致情绪波动，继而影响学习的兴趣和动力

四、如何改善睡眠?

 采用助眠食品和饮品

富含色氨酸的食物可以改善睡眠,例如牛奶、香蕉、豆腐等。色氨酸是一种天然的松弛剂,使人能更好地安静下来。色氨酸只能从食物中摄取,不能由我们自身来合成,适量多吃含色氨酸丰富的食物,有助于改善睡眠。同时,富含镁的食物(如绿叶蔬菜、坚果、豆类等)有助于放松肌肉和神经系统。助眠饮品,如薰衣草茶、洋甘菊茶等,具有舒缓神经、促进睡眠的作用。平时,可以适量多摄入这类食物、饮品,帮助改善睡眠。

01 含色氨酸的食物,可以改善睡眠,如牛奶、香蕉、豆腐等。

02 富含镁的食物,有助于放松肌肉和神经系统,如绿叶蔬菜、坚果、豆类等。

 建立健康的睡眠习惯

每天尽量在同一时间上床睡觉,在相对固定的时间起床,这样有助于调整睡眠节律,建立良好的睡眠习惯,提高睡眠质量。睡前避免摄入咖啡因、尼古丁等刺激性物质,这些物质会刺激神经系统,影响入睡。此外,一定不能过晚进入睡眠状态。因为在 12 点之后,我们的大脑皮质会进入一种兴奋状态,所以很难进入睡眠状态。若想让头脑清晰,一定要早睡,经过多个睡眠周期之后,使脑力恢复的快速眼动睡眠持续的时间会越来越长。如果睡得很晚,睡眠周期过少,则大脑无法得到充分的修复。

 优化睡眠环境

我们要通过优化睡眠环境来保证睡眠质量。

1. 选择一个非常舒适的床铺,以及适合自己体型和睡眠习惯的床垫、枕头和被子,保证被褥的整洁和舒适。

2．降低噪声，避免噪声的干扰，可以使用耳塞帮助降噪。

3．注意进行光线的遮蔽，可以使用眼罩、避光窗帘等帮助遮光。

4．保持睡眠环境中适宜的温度和湿度，避免过于干燥、过冷或过热而影响睡眠深度和质量。

 睡前放松技巧

1．深呼吸： 睡前进行一些运动及深呼吸（腹式呼吸）练习，帮助紧张的身体和大脑放松，释放压力，缓解焦虑，为高效睡眠创造良好条件。

2．温水浴： 睡前温水泡澡或泡脚，有助于放松肌肉，促进血液循环，提高睡眠质量。

3．冥想： 冥想对于睡眠可以起到改善的作用，是我们十分提倡的一种认知行为治疗方法。通过冥想练习，让大脑逐渐进入安静状态，有助于快速入睡。

 冥想提高睡眠质量的原理

很多科学研究认为，冥想是与褪黑素分泌密切相关的。冥想可以使褪黑素分泌增多，帮助维持正常的睡眠周期。此外，冥想还可以降低皮质醇的水平。在应激状态下，皮质醇分泌增多，使我们处于兴奋状态，无法入睡。而冥想可以调节这两种激素水平，促进褪黑素分泌，抑制皮质醇分泌，这有利于进入睡眠状态。冥想可以提高睡眠质量和改善神经活动。神经影像学研究表明，冥想可以改变大脑的活动模式，减少与觉醒和焦虑相关的大脑区域（如杏仁核）的活动，并增加与自我觉察和情绪调节相关的大脑区域（如前扣带皮质）的活动，从而有利于睡眠。脑电图研究还发现，冥想可以增加大脑的 α 波活动，这是一种与放松和提高睡眠质量相关的脑电波模式。

 冥想前的准备和冥想后的放松

在做冥想之前，我们要先选择一个合适的地点，环境安静，避免干扰。开始冥想时，先闭上双眼，放松身体，调整呼吸来帮助冥想。冥想前要设定一个冥想时长目标，避免在冥想时分心。冥想后要进行放松，逐渐地将我们的注意从冥想的对象中脱离，让身体和周围环境进行接触。最后，再慢慢地睁开双眼，适应外界光线，回到现实中。此时，还可以放一些轻音乐，让这些音乐帮助我们更好地进入冥想后的放松状态。

适合的冥想方式与时长

1. 呼吸冥想：专注于呼吸。找一个非常合适的环境，可以放松地坐在舒服的床上或座位上。注意吸气和呼气的感觉，尽量进行腹式呼吸，让我们的身体完全放松下来。每次冥想可持续 5 ~ 10 min。

2. 身体扫描冥想：闭上双眼，在冥想的过程中，感受从头部逐渐向下扫描身体，逐步到颈部、肩部、双臂、前胸、腹部、双腿、足尖……不断重复，让我们的身体逐渐进入一种更轻松的状态。冥想时间在 10 ~ 20 min。

3. 觉知当下：专注于身体感觉、思想情绪和外部环境。一般持续 20 ~ 30 min。

如果时间非常紧张，可以做呼吸冥想和身体扫描冥想，这两个冥想相对用时更短，且更容易操作和掌握。

呼吸冥想
每次冥想可持续 **5 ~ 10**min

身体扫描冥想
冥想时间在 **10 ~ 20** min

觉知当下
一般持续 **20 ~ 30** min

 结合睡眠周期进行冥想的技巧

选择睡眠周期中的合适时机进行冥想，如入睡前的准备阶段。使用冥想帮助调整睡眠节律，建立规律的睡眠习惯，还可提高睡眠质量，缓解焦虑等。还可以通过呼吸冥想或身体扫描冥想来帮助快速进入睡眠状态。

 利用睡眠周期提高睡眠质量

人的睡眠分为多个周期，每个周期包括浅睡眠、深睡眠和快速眼动 (REM) 睡眠。了解并顺应睡眠周期，可以提高睡眠质量。一般来说，一个睡眠周期持续 60 ~ 90 min，后半夜时深睡眠和快速眼动睡眠在一个睡眠周期中的占比会发生变化。在刚入睡的时候，前半夜更多修复的是体力，而后半夜修复的是主要是脑力。因此，一定要有 4 ~ 6 个睡眠周期，才能使我们的身体和大脑得到良好的恢复。一定要睡足、睡好。

此外，一定要定时起床，不能过于贪睡。过长的睡眠时间也会让整个机体状态不能适应正常的活动状态，导致身体处于一种低代谢的状态，不够兴奋。

因此，我们既不要睡得过少，也不要睡得过多。根据睡眠周期，尽量在完整的睡眠周期结束时起床，会感觉头脑更加清醒、精神焕发。合理安排睡眠时间，保证足够的睡眠时间，有助于提高记忆力和学习能力。

五、睡眠研究的最新进展与未来展望

　　睡眠科学也被称为蓝海科学。目前存在睡眠障碍的人群庞大，是很有发展前景的学科。要建立良好的睡眠习惯，除了要对睡眠有很好的认识，还要去通过一些仪器的研发和利用，让我们能够拥有更高质量的睡眠。

　　国内很多医院设立了睡眠监测室，监测患者各个睡眠时期的睡眠质量、身体变化、梦境中是否有行为异常。科学家们正在进行深睡眠和快速眼动睡眠与记忆的相关性实验，将一些白天难以记忆的知识以录音的形式在特定睡眠时期播放，第二天受试者再次做相关的记忆时会非常轻松。随着科技的发展，未来睡眠监测设备将更加智能和精准。这些设备将能够实时监测睡眠质量、呼吸情况、心率变化等多个参数，并通过数据分析提供个性化睡眠改善建议。

　　睡眠科学领域科学家将致力于开发新的睡眠治疗技术。例如，通过经颅磁刺激、声音疗法等手段来调节大脑活动，帮助人们更快地进入深度睡眠状态，改善睡眠质量。在这个过程中，不管是智能化的睡眠监测设备，还是睡眠治疗技术的创新，最终目的都是让大脑的活动能够更好地去顺应社会的发展和科技的进步。

参考文献

[1] Novichkova N, Kallistov D, Sukhova A, et al. Features of risk factors for sleep initiation and maintenance disorders in able-bodied population[J]. Med Tr Prom Ekol, 2019,12(9): 48-53.

[2] Birling Y, Li G, Jia M, et al. Is insomnia disorder associated with time in bed extension?[J] SLEEP SCI, 2020, 13(4): 215-219.

[3] Arshad D, Joyia UM, Fatima S, et al. The adverse impact of excessive smart phone screen-time on sleep quality among young adults: A prospective cohort[J]. Sleep SCI, 2021, 14 (4): 337-341.

[4] Passos GS, Youngstedt SD, Rozales AARC, et al. Insomnia severity is associated with morning cortisol and psychological health[J]. Sleep SCI, 2023, 16(1): 92-96.

[5] San L, Arranz B. The Night and Day Challenge of Sleep Disorders and Insomnia: A Narrative Review[J]. Actas Esp Psiquiatri, 2024, 52(1): 45-56.

请扫码观看专题讲解视频

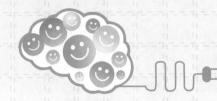

6 我的情绪我做主

李勇辉（中国科学院心理研究所）

一、情绪的定义

情绪是伴随着生理唤醒与外部表现的主观体验 [1]。

1. **生理变化与感受：** 心率、呼吸、出汗、血压、口干。

2. **外部表现：** 表情、语音语调、身体姿态。

3. **主观体验：** 情绪分类，情绪体验。

二、情绪的感知和识别

 外部表现

1. **面部表情：** 表情肌的状态是情绪识别的主要线索，其具有跨文化的一致性。大量研究表明，在不同民族和不同人种中均存在类似的典型表情。

2. **姿态表情：** 如手势、步态、肩部活动、身体姿态等。

3. **语音表情：** 如节奏、语调、音高、响度等。

4. **眼部特征：** 眼神状态，包括瞳孔大小与视线注视点。

生理唤醒：交感与副交感神经

交感神经与副交感神经又称为自主神经，指人体中无法主动控制，但会自动进行生理调控的神经。人体内包括心跳、呼吸、胃肠道蠕动、胃液分泌在内的几乎所有脏器活动都受到交感神经与副交感神经的共同支配。自主神经的总体作用特点是交感神经与副交感神经相互拮抗，该特征有助于进行情绪调节。

 主观体验：情绪体验的颗粒度

主观体验指在具体情境下个体如何描述自己的情绪。人们的基本情绪包括高兴、悲伤、恐惧、愤怒、厌恶、惊讶等。人们情绪体验的丰富程度与情绪描述相关词汇的掌握程度高度相关。对属于同种基本情绪的不同情绪强度的描述能力以颗粒度做区分，颗粒度较高的人群具有较强的描述能力，同时具有更强的对不同情绪的细微区别的分辨能力。在人际交流时，对情绪的细致描述也更有助于他人准确理解自己的情绪状态。

为了便于对情绪进行研究，研究者通过对情绪的分析，提出以维度划分情绪的不同类别。目前比较经典的模型是由普拉切克提出的情绪三维模型，他认为复杂的情绪表现可以分为强度、相似性和两极性三个维度，并通过使用一个倒锥体说明了三个维度之间的关系。该锥体由 8 个扇形组成，每个扇区分别代表狂喜、悲痛、警惕、惊奇、狂怒、恐惧、接受和憎恨八种基本情绪及其发展方式。最为广泛接受的划分标准是拉塞尔提出的模型，包括愉快程度、唤醒程度与支配程度三个维度，其中愉快程度与唤醒程度以对立情绪呈两极排列构成扇形平面，情绪的强度与激活程度相关，以垂直于平面的深度进行描述[2]。

三、 情绪的功能

1. 适应功能：情绪可以帮助我们更好地适应环境的变化。以社会焦虑为例，人们离开熟悉的环境时会失去归属感，从而产生社会焦虑，社会焦虑进而从认知层面驱动人的行为。同时，若该焦虑水平过高，会对身体造成损伤，这种生理客观条件本身也会成为人适应新环境的驱动力之一。

2. 动机功能：产生行为动机，使人趋近对自己有利的事物，远离使自己不适的事物。

3. 组织功能：情绪的唤醒度会影响工作的状态。适当的唤醒度可以提高工作绩效，如较高的唤醒度适合进行相对复杂的工作，较低的唤醒度适合进行枯燥、重复的工作。

4. 信号功能： 情绪的最终目标是使个体能察觉自己的情绪状态，从而更好地进行人与人之间的互动与交流。

四、情绪的诱发与产生

 环境刺激与事件

1 内部诱发

包括内脏感觉，肌肉张力变化，面部表情模拟等。以内脏感觉中的心跳为例，在不同情境中出现的心跳加速现象（唤醒度增加）可能带来不同的情绪体验，从而改变行为。广为人知的范例为"吊桥效应"实验，由此可知部分内感受生理状态的变化是很多情绪所共有的，不同情绪可能有独特的生理状态。目前研究者正在推进通过综合考量多方面生理指标反推情绪体验的研究。

2 外部诱发

包括单通道感觉刺激（五感），复合感觉刺激（如影视、食物），语言、回忆与想象，生活事件与人际关系等刺激因素。如香味、抚摸、拥抱等感官刺激均为积极情感的诱因，影视作品中音乐与画面相匹配的复合刺激也可以带来不同的情绪体验，同时通过词汇描述记忆也可以影响当事人的情绪。

认知评价

情绪的来源是内外环境信息，对信息的加工是改变情绪的重要方式。不同个体的不同经历、观念与价值观会影响对信息的加工方式，从而进一步改变情绪的状态。情绪与信息的关系和情绪本身的变化是由情绪主体自行把握的，情绪是一种对关系与意义的反应，认知评价是改变情绪的重要方式。

情绪表达具有一定的符号系统，该系统基于不同个体的背景与经历被塑造，所以这一套符号表达系统是个人独有的。不同个体的情绪符号表达系统之间注定存在差异，因此彼此之间有关情绪的交流很难从意义上达到完全一致。但在高度一致的社会环境下，不同个体之间也存在完全理解他人情绪的可能性。这些构成了情绪的一致性与差异性。从较个人体验更上一层的元认知与元情绪角度而言，对同一种情绪的不同的描述表达之间具有同一个形而上的模板，因此人们可以认识到彼此之间描述的差异。

值得注意的是，情绪依赖于短时或持续的评价，对情绪的符号表达系统植根于实际生活经历，固有的观念会显著影响情绪体验。对情绪的自主评价过程部分能够通过自主控制，部分基于已有观念而潜在地影响对情绪的评价过程。

五、 情绪产生的脑机制

情绪的神经化学基础

单胺类递质如多巴胺、去甲肾上腺素、5-羟色胺等神经递质会通过结合受体引发愉悦、兴奋和满足相关的情绪体验。与之作用相类似但具体效果不同的催产素等神经肽更倾向于影响人际的信任与关系忠诚度。同时，5-羟色胺也与抑郁症高度相关。但递质水平的变化并不会直接成为引发某种情绪的信息，主要调节已有情绪的强弱程度。

情绪的神经环路基础

情绪的神经环路基础包括帕佩兹环路与边缘系统，其中边缘系统包括海马、杏仁核与扣带皮质、眶额叶。目前研究认为，海马与调节压力有关，杏仁核与恐惧有关，其中的神经递质变化可通过改变特定脑区或神经环路的功能影响情绪行为。既有的通过眶额叶损伤内侧前额叶皮质的案例表明，神经系统部分区域的组织损伤可能导致情绪体验出现明显变化。最为典型的病例为克鲁维尔—布西（Kluver-Bucy）综合征，通过实验室研究表明，双侧颞叶（包括杏仁核）的切除或损毁将导致个体失去恐惧情绪，并表现出精神性失明、食欲亢进、过度刻板强迫行为等症状。情绪是涉及多种认知加工过程的复杂主观体验，即使是基本情绪（如恐惧）的神经机制也涉及以特定脑区为核心节点的复杂神经网络。

六、 情绪对健康影响的心理学途径

情绪本身并没有好坏之分，情绪的功能是适应。普遍意义上认为"不好"的情绪同样具有适应价值，只是现代社会发展带来的外部不确定因素导致的压力长期存在，会较为显著地改变人们的身体健康状态。

情绪的反应性具有个体差异，如不同的幼儿具有不同的情绪类型、强度与稳定性，也就是俗话说的"气质"，但这种情绪类型可以在后天出现改变。通过对情绪的联结学习和概念化学习，个体也可以增进管理情绪的策略，从而更好地控制自己的情绪状态。

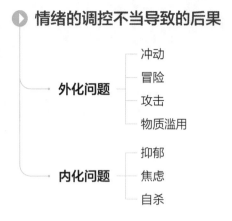

情绪的调控不当导致的后果

- 外化问题
  - 冲动
  - 冒险
  - 攻击
  - 物质滥用
- 内化问题
  - 抑郁
  - 焦虑
  - 自杀

除了先天具有的情绪体验，部分情绪需要后天通过特定环境进行习得。如羞涩、内疚、尴尬等，以上情绪体验均需要以实际经历作为基础从而为人所识。基于对情绪的学习，个体才可以有基于具体环境预测情绪体验的能力，从而进行个体间的情绪交流。同时，对情绪的调控不当可能导致严重后果，外化问题包括冲动、冒险、攻击和物质滥用，内化问题包括抑郁、焦虑甚至自杀。对诱发负性行为的行为事件的不当认知也会影响个体对情绪的调控。

七、 情绪调控的神经环路基础及其可塑性

人体的脑功能可以通过外界干预手段进行一定程度的调控，从而回到正常水平或状态，如前文所述，脑功能具有可塑性，会受到环境与成长经历的塑造；也可以通过新兴的技术向相反的方向进行重塑，从而将影响正常生活的异常神经环路连接方式调整为正常状态。

参考文献

[1]　傅小兰. 情绪心理学 —— 研究与应用. 上海：华东师范大学出版社，2023.
[2]　Michelle NS, James WK. 情绪心理学. 周仁来，译. 北京：中国轻工业出版社，2021.

请扫码观看专题讲解视频

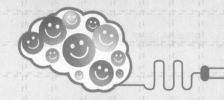

7 过度紧张是我焦虑了吗？

王红星（首都医科大学宣武医院）

一、躯体症状与焦虑障碍

临床接诊的患者有各种各样的主诉，其中很多实质上是指向焦虑的临床表现。

症状一：痛

综合医院门诊经常遇到各种躯体不适患者，他们以头痛、背痛和各种躯体疼痛为主诉，经过反反复复的检查，仍然无法找到器质性病因。临床上还会出现因为颈椎痛而接受了小针刀手术等微创干预，但仍然不能解决疼痛问题。这时就要考虑焦虑引发的躯体化症状的可能性。

症状二：睡眠差

睡眠差通常表现为入睡困难或者睡眠浅和早醒。睡眠的问题在目前社会竞争压力极大的情况下是很常见的。以这些为主诉时也要考虑到焦虑的病因（即，病因性质）。

症状三：心血管系统症状

此类症状包括胸闷、心悸或者心慌，临床上常见于急诊内科和胸痛中心。救护车送来的急性心慌或心律失常的患者，在排除器质性疾病后，通常要考虑的是患者的焦虑导致的交感神经过度兴奋症状。

症状四：易疲劳

临床上的易疲劳是指休息后仍难以缓解的疲劳感。排除器质性因素后，也要注意这可能也是焦虑的一种表现。

症状五：消化系统症状

患者的主要表现为食欲减退和体重下降时，除了抑郁，还要考虑可能是过度焦虑导致的消化系统功能异常。有些患者会出现打嗝、梅核气和胃胀等感觉。消化系统的这一类症状在临床上非常多见，焦虑患者常常因此就诊于消化科。

症状六：神经系统症状

焦虑患者的神经系统症状主要表现为注意力不集中、记忆力和判断力下降。这些症状通常是患者在接受问诊时能够主动讲述的。在实际生活中主要表现为工作效率下降，处事能力也下降，需要智力输出的活动都会出现效能下降的情况。

面对带有上述主诉的患者，除器质性因素以外，需考虑是否为焦虑障碍。

二、焦虑障碍的原因

从医学角度来讲，焦虑或紧张是神经系统中交感神经和副交感神经失调而出现的——主要为交感神经的过度兴奋。这种兴奋会相应体现在人体的各个系统。交感神经作为自主神经系统的一部分，人体无法通过自我意识控制它。因此当过度的紧张、担心和焦虑的症状出现时，个体意志难以控制，而症状程度又非常剧烈，因此患者感受是相当痛苦的。这也体现在很多患者会打120通过救护车接到医院急诊诊治，此时当检查无法发现明确器质性病变的基础原因，则考虑到可能是交感神经过度兴奋。

而焦虑，在躯体层面就是一种交感神经过度兴奋的表现：如消化系统方面的口干舌燥、吞咽困难、上腹不适、过度胀气、频繁便意或腹泻。此外，胃肠道还可能出现烧灼感、反酸感等。心血管系统多有心悸、心慌、心律不齐甚至心跳有脱漏感以及胸口压榨痛等症状。呼吸系统常见有呼吸困难（吸气困难或呼气困难），主诉喉部肌肉不适，难以通畅地呼吸，比如过度通气造成的呼吸性碱中毒，引发难以缓解的头晕、手足刺痛、四肢无力；胸部出现紧缩感、憋气甚至濒死感等。泌尿系统方面体现在尿频、尿急或排尿困难，夜间尤为明显，多数伴随因对难受症状检查结果为阴性而出现胡思乱想、入睡困难和睡眠质量差、生理周期紊乱等问题。

在过度紧张和焦虑的时候，交感神经的兴奋使骨骼肌处于持续紧绷状态，从而引发颈肩、面部、背部肌肉的疼痛，患者常因此就诊于疼痛科和骨科等门诊，其实这是焦虑体现在骨骼肌肉系统的症状。

焦虑引发的睡眠障碍常与其他症状共存，尤其是睡前看手机的习惯。电子屏幕的光通过视觉通路影响个体下丘脑室旁核生理节律的变化，导致睡眠 - 觉醒周期发生紊乱，因此患者即使已经处于疲劳状态，也易产生神经过度兴奋而不能入睡。

上述任何症状都是难以忍受的，常常混合出现，但又无法明确病因，令患者非常恐慌。但并非所有焦虑患者都会同时拥有这么多症状，不同患者会因自身器官敏感度而存在一定的个体差异。因此，患者出现不同器官的核心症状后就诊于各个科室，接受与这些症状相对应的器质性病因的检查，如心电图、心脏超声、冠状动脉 CT、运动负荷实验、甲状腺功能检查等。临床诊断时，需要经过先排除器质性的原因，后考虑功能性的原因的过程，这是临床针对上述症状寻找病因的诊断思路。

如图 1，左边是焦虑症状，如过度担忧、紧张害怕和呼吸急促等；右边是抑郁时心情低落的状态；中间是躯体症状，是情绪在两种过度的负性情绪下都会出现的症状。

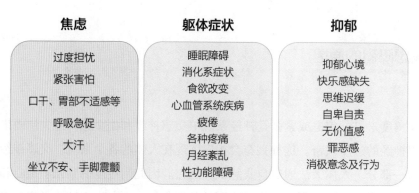

图1　焦虑、抑郁和躯体症状相互伴随[1-2]

大部分患者难以清晰叙述自己"担忧"的状态，有些患者可以通过举例来描述，如：在孩子出门后担心发生交通事故，买菜时担心菜品质量，买食物会联想到地沟油事件等。患者除了过度担忧，还有过度的紧张害怕，具体表现有口干、胃部不适、嗳气、呃逆、胀气和中医理论中的"梅核气"等，总想深呼吸、坐立不安、手脚无缘由地发冷、发热、出汗，这些症状会在焦虑时出现。

抑郁时则主要表现为体会不到快乐、情感消极、反应迟钝、自卑自责、价值感缺失、认为自己没有活下去的意义等。

门诊案例中常见中学生或大学生在紧张的学习过程中，因为各方压力出现过度的神经兴奋。过度的神经兴奋即引起过度的耗能，因此在生理层面导致躯体的症状。例如，患者睡眠节律失衡，晚上无法高效休息，第二天便没有足够精力去学习和工作，更易产生心理负担，久而久之形成恶性循环。此外，对于年轻又处于生长发育期的青少年来说，还会出现身体各部位莫名的疼痛，这类症状的出现往往与自主神经系统紊乱密不可分，临床上面对此类问题时，要多加考虑与该类病因相关的可能性。

青少年在正常的生长发育过程中，总会出现负性情绪，这在合理范围内都是能够代偿或自行疏解的。一旦超出一定范围，就需要干预措施来辅助缓解。然而，目前的社会现状对于焦虑和抑郁的症状表现的识别率和治疗率都非常低，不足 10%。

基于此，面向社会公众科学地普及焦虑、抑郁和恐惧的相关知识尤为重要。公众应该掌握更多相关知识并预防，当未来诸如此类疾病或症状发生在自己身上，或者身边人有类似症状时，能做到早发现、早诊断、早治疗，将负担压力和不良后果降到最低。

三、抑郁、焦虑和恐惧

 什么是抑郁、焦虑和恐惧？

抑郁情绪和焦虑情绪在每个个体的生活中都会发生。例如，你被指责时，就会不开心，这属于正常的抑郁反应，但如果这个反应难以消退并长期持续，就会成为抑郁综合征；如果该状态持续下去就成为抑郁障碍。再比如，考试前感到紧张是正常的焦虑反应，反而有助于提升工作和学习的效率，但长期处于焦虑状态就构成了焦虑综合征，达到临床意义上需要干预的状态。而恐惧是指个体当下对外界刺激或（和）事件的反应。

举个例子：此时此刻，你的面前突然出现了一只老虎或老鼠，你害怕尖叫，即是恐惧。如果有人告诉你，明天会有一只老虎或老鼠出现在你面前，那么你现在就开始担心害怕，这种状态或反应称之为焦虑。如果在过去的时间里你曾有过在你面前出现过一只老虎或老鼠使你害怕的经历，这种害怕导致现在的不开心，则你现在的不开心状态或反应被称为抑郁。

 抑郁、焦虑和恐惧的临床表现是什么？

抑郁	主要表现为"三低"——心情低落，思维迟缓，意志功能减退；多合并躯体症状，甚至有自杀倾向。
焦虑	主要表现为长期持续性的无特定目标的忧虑状态，常见于过度担心自身健康，害怕死亡。
恐惧	主要表现为对特定对象的恐惧，发作时间较为短促。

任何症状都可以从以下三个层面来考察：精神层面、躯体层面和行为层面。如果只关注某一方面，便难以得出准确的判断，甚至识别不出异常状态，所以首次问诊需要谨慎且全面。

我们在首都医科大学宣武医院曾经收治过一例 62 岁的老年患者，主诉感冒后出现持续头晕，曾辗转多家三甲医院治疗未能缓解，收入我院后完善了相关检查，发现其是由于过度担心害怕死亡，一旦出现眩晕等症状时，就非常紧张。后又主诉排尿困难，导尿后出现尿路感染。经过多次问诊后发现，症状原因是患者刚刚退休不久，认为自己辛苦了一辈子，孩子也组建了自己的家庭，现在到了享受退休生活的时候，却出现头晕等各种症状，强化了自己对死亡的恐惧。其实患者在年轻时也出现过因紧张而排尿困难的情况，但患者并未将此症状归因于精神紧张，所以在最初就诊于其他医院和我院时，首次症状描述中没有提及该情况，只说了躯体症状。

这个病例在行为、躯体和精神三个维度，均有过度紧张的表现：行为上坐立不安，频繁就医；躯体上有头晕症状；精神上有紧张、担心和害怕死亡症状。

四、焦虑障碍的国际诊断分类

 焦虑障碍的分类有哪些？

在探讨过度紧张和焦虑的主题时，首先要了解当前全球通用的分类标准，即美国精神医学会编制的《精神障碍诊断与统计手册（第 5 版）》（DSM-5）[3]。根据 DSM-5 标准，焦虑障碍包括 11 类，具体如下（图 2）：

1. 分离焦虑障碍

2. 选择性缄默症

3. 特定恐怖症

- 动物型

- 自然环境型

- 血液—注射—损伤型（害怕血液、注射和输液、其他医疗服务、受伤等）

4. 社交焦虑障碍（社交恐怖症）

5. 惊恐障碍

6. 广场恐怖症

7. 广泛性焦虑障碍

8. 物质 / 药物所致的焦虑障碍

- 于中毒期间发生
- 于戒断期间发生
- 于药物使用后发

9. 由于其他躯体疾病所致的焦虑障碍

10. 其他特定的焦虑障碍

11. 未特定的焦虑障碍

焦虑障碍

- 309.21[F93.0] 分离焦虑障碍
- 313.23[F94.0] 选择性缄默症
- 300.29（_._）特定恐怖症

  标注如果是：

  （F40.218）动物型

  （F40.228）自然环境型

  （F40.32x）血液—注射—损伤型

  （F40.230）害怕血液

  （F40.231）害怕注射和输液

  （F40.232）害怕其他医疗服务

  （F40.233）害怕受伤

  （F40.248）情境型（例如，飞机、电梯等封闭空间）

  （F40.298）其他

- 300.23（F40.10）社交焦虑障碍（社交恐怖症）

  标注如果是：仅仅限于表演状态

- 300.01（F41.0）惊恐障碍（102）
- _._（_._）惊恐发作的标注（104）
- 300.22（F40.00）广场恐怖症（105）
- 300.02（F41.1）广泛性焦虑障碍（106）
- _._（_._）物质／药物所致的焦虑障碍（107）

  注：参见特定物质编码的记录程序和诊断标准，以及 ICD-9-CM 和 ICD-10-CM 的编码

  标注如果是：于中毒期间发生，于戒断期间发生，于药物使用后发生

- 293.84（F06.4）由于其他躯体疾病所致的焦虑障碍（110）
- 300.09（F41.8）其他特定的焦虑障碍（110）
- 300.00（F41.9）未特定的焦虑障碍（111）

图 2 DSM-5 焦虑障碍的分类 [3]

曾经有一位非常优秀的临床医学生，因晕血晕针而无法达到课业要求，最终选择转专业。这就是典型的因为某一特定对象而产生恐惧的案例。有的人可能对特定环境或情境感到恐慌，如对乘坐地铁、电梯或飞机，甚至在接受磁共振检查等处于密闭空间时感到不安。此外，还有由毒品、咖啡因或酒精引起的焦虑症状，特别是在年轻人中较为常见。比如，有些人可能因为咖啡因摄入过量而感到心脏不适等。

 如何诊断焦虑？

临床对焦虑的诊断主要有两种类型：急性焦虑和慢性焦虑。急性焦虑通常表现为心悸、出汗、肢体震颤、呼吸困难、胸痛等症状；而慢性焦虑则可能表现为持续的紧张感、易疲劳、注意力不集中、情绪波动、肌肉紧张和睡眠障碍。这些症状的持续存在可能会对个体的日常生活造成严重影响。

图3是急性焦虑的DSM-5诊断标准，我给大家总结的口诀："4/13"，即图中所示的13条症状出现了4条，就可诊断为急性焦虑。没有病程要求，发作一次，就算一次。

相对于急性焦虑，慢性焦虑的诊断特征如图4，我给大家总结的口诀是"6-3/6"，即在6个月内至少满足图中所示6条症状中的3条，即可诊断为慢性焦虑。

为了自我评估是否存在过度的焦虑症状或过度抑郁状态，可以自行通过下列4个条目〔即，患者健康问卷4条目（PHQ-4）〕进行初步判断。具体判断标准见图5。

图5中的问卷仅是自评问卷的参考之一，然而对于症状的判定和归纳，还应寻求专业医生帮助以做进一步的评估和治疗，单一的主观判断并不能代替综合评估结果。

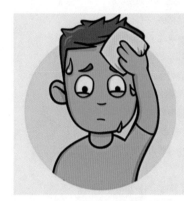

1. 心悸、心慌或心率加速；
2. 出汗；
3. 震颤或发抖；
4. 气短或窒息感；
5. 哽噎感；
6. 胸痛或胸部不适；
7. 恶心或腹部不适；
8. 感到头昏、脚步不稳、头重脚轻或昏厥；
9. 发冷或发热感；
10. 感觉异常（麻木或针刺感）；
11. 现实解体（感觉不真实）或人格解体（感觉脱离了自己）；
12. 害怕失去控制或"发疯"；
13. 濒死感。

图3　急性焦虑的DSM-5诊断标准（"4/13"）

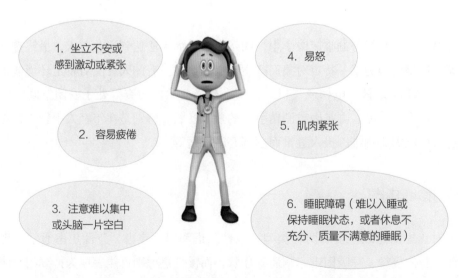

1. 坐立不安或感到激动或紧张
2. 容易疲倦
3. 注意难以集中或头脑一片空白
4. 易怒
5. 肌肉紧张
6. 睡眠障碍（难以入睡或保持睡眠状态，或者休息不充分、质量不满意的睡眠）

图4　慢性焦虑的DSM-5诊断标准（"6-3/6"）

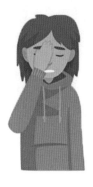

近 2 周内，您被以下症状所困扰的频率	完全不会	偶尔几天	一半以上的天数	几乎每天
1. 感到紧张、焦虑或不安	0	1	2	3
2. 不能停止或控制担忧	0	1	2	3
3. 感到心情低落、抑郁或无望	0	1	2	3
4. 做事情时缺乏兴趣和没有乐趣	0	1	2	3

此量表可对焦虑抑郁状态进行自我评估，焦虑两项（1、2项）之和达 3 分以上为焦虑筛查阳性，抑郁两项（3、4项）之和达 3 分以上为抑郁筛查阳性。

图 5　患者健康问卷 4 条目（PHQ-4）[4-5]

五、焦虑的治疗

对于焦虑的治疗，需考虑神经递质的变化，如去甲肾上腺素、γ-氨基丁酸（γ amino-butyric acid，GABA）和 5-羟色胺（5-hydroxytryptamine，5-HT）的水平变化。治疗方法包括药物治疗和生活方式的调整，如增加摄入富含色氨酸和苯丙氨酸的食物，以及通过补充维生素 B_6 和维生素 C 等辅酶来促进相关化学物质的合成。

总之，了解并识别焦虑症状对于提高生活质量至关重要。通过适当的自我评估和专业治疗，可以有效地管理和减轻焦虑带来的影响。

目前常用的抗焦虑药物有（图 6）：

1. 苯二氮䓬类药物（BZD）：传统的抗焦虑药，可以升高脑内 GABA 的浓度。

2. 5-HT 再摄取抑制剂类药物，能够升高 5-HT 的浓度。

3. β - 受体阻滞剂，通过降低心率来改善焦虑的躯体症状。

4. 丁螺环酮。

5. 三环类药物：不良反应较多。

6. 单胺氧化酶抑制剂：不良反应较多。

苯二氮䓬类药物有四个主要功能：抗焦虑、镇静催眠、抗惊厥和骨骼肌肉松弛。不良反应首先是认知功能的损害和对记忆的损伤；骨骼肌肉松弛很容易导致摔跤；长期用药会导致成瘾或药物依赖。因此，严遵医嘱服药和停药对于焦虑抑郁的治疗是非常重要的。

此外，高危人群和患病人群要注意日常行为的控制，一些精神活性物质也会加重焦虑，如咖啡因会使交感神经兴奋。多喝水、适当运动、保持良好睡眠则是缓解焦虑的好习惯。其他药物替代治疗方法还包括沉思、冥想、深呼吸、瑜伽和针灸等。

最后，能够正确识别和自我评估焦虑症状至关重要。在紧急情况下，可以临时使用苯二氮䓬类药物进行自我治疗，但必须在专业医生的指导下进行长期治疗。这些方法能够帮助大家有效管理焦虑，做到自我放松，提高生活质量。

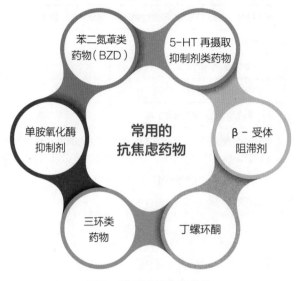

图6 常用的抗焦虑药物

参考文献

[1] Dunner DL. Management of anxiety disorders: the added challenge of comorbidity[J]. Depression and Anxiety, 2001, 13(2): 57-71.

[2] Zajecka JM, Ross JS. Management of comorbid anxiety and depression[J]. The Journal of Clinical Psychiatry, 1995, 56(Suppl 2): 10-13.

[3] American Psychiatric Association. Diagnostic and Statistical Manual of Mental Disorders, Fifth edition[M]. Washington D.C: American Psychiatric Publication, 2013.

[4] Kroenke K, Spitzer RL, Williams JBW, et al. An ultra-brief screening scale for anxiety and depression: the PHQ-4[J]. Psychosomatics, 2009, 50(6): 613-621.

[5] Löwe B, Wahl I, Rose M, et al. A 4-item measure of depression and anxiety: validation and standardization of the Patient Health Questionnaire-4 (PHQ-4) in the general population[J]. Journal of Affective Disorders, 2010, 122(1-2): 86-95.

请扫码观看专题讲解视频

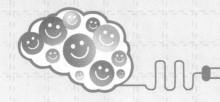

8 我与抑郁症的距离

金增亮（首都医科大学）

一、什么是抑郁症？

抑郁症是一种心理障碍，其发病率在人类中相当高，已成为心理健康领域的主要挑战。在精神专科医院，抑郁症是最常见的疾病之一。随着生活压力的增加，这一发病率呈持续上升趋势。据统计，我国的抑郁症发病率为 3%~5%，北京社区 15 岁以上人群的患病率高达 7%[1]。

与其他精神疾病不同，抑郁症不会攻击他人或造成自身器质性损害，但其对个体的心理健康及认知功能造成的伤害是巨大的，可能引发持续的消极情绪、无助感、消沉和焦虑，严重时可能导致自杀倾向。识别和防治抑郁症时，了解其症状表现至关重要。一种常见的心理测试是通过观察图片是否抖动来判断个体的心理状态。当人们心理压力大或在焦虑和抑郁状态下，人们可能会看到静止的图片在抖动，提示可能存在的心理应激反应。

一直以来，心血管系统疾病是危害人类健康的第一大疾病。未来抑郁症很可能成为全球范围内危害人类健康的主要精神疾病。其主要病理特征为：情绪持续低落，感到无助、消沉、焦虑以及绝望。值得注意的是，抑郁

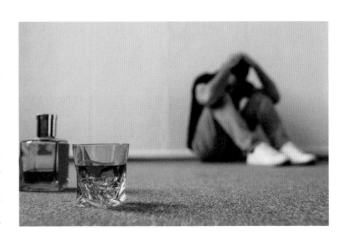

症与认知障碍有所不同。认知障碍主要涉及记忆力和其他认知功能的明显改变，而抑郁症患者除了心理症状，还可能表现出躯体症状，如睡眠障碍、对以往的爱好失去兴趣、快感缺失、思维迟缓、情绪低落、感觉度日如年，或出现如腿、胳膊或全身疼痛，尽管后续在医学检查中并未发现器质性改变。此外，抑郁症患者还可能出现幻觉，如幻听和幻视，甚至想象出一些本不存在的情景；言语减少，语速明显变慢，甚至无法参与社交活动，对他人的交流和指令反应迟钝或缺乏兴趣。

因此，一旦发现自己或周围的人出现这种情绪性改变或倾向，应及时就医寻求帮助。及时的医疗干预和支持对于抑郁症患者的康复至关重要。但也要注意将其与生活中的抑郁情绪进行区分。因不顺心或不幸的事件而发生暂时的情绪改变，并不能直接定性为抑郁症。抑郁症的诊断标准通常需要出现至少 2 周持续性悲伤，并表现有典型症状，才可考虑为疾病范畴。

近年来，青少年抑郁症的发病率呈现急剧上升的趋势。这一爆发式的增长使得医务人员和教育工作者感到措手不及。例如，以往北京大学第六医院和北京安定医院等青少年精神科门诊的患者数量相对较少；然而，现在这些门诊一号难求，患者数量显著增加。据统计，目前 18 岁以下的抑郁症患者比例高达 30%[2-3]，与其他疾病相比，青少年抑郁症患者的比例异常高，并呈现继续上升的趋势。青少年抑郁症的比例急剧上升可能与多种因素有关，如学业压力、家庭环境、社交媒体的使用等。加强青少年心理健康教育和心理咨询服务，提高社会对青少年心理健康的关注度，并为他们提供及时的支持和帮助，是目前社会亟须解决的问题。

除了青少年之外，老年人和成年人也可能会受到抑郁症的影响，且不同年龄阶段的患者在抑郁症的表现上存在差异。对于抑郁症的预防和治疗，需要针对不同年龄阶段的群体采取相应的措施和策略，并加强宣传和教育，提高公众对抑郁症的认知和理解。此外，医疗机构应加强抑郁症的诊疗能力，提高医疗水平，为患者提供更好的治疗和服务。

二、 什么会导致抑郁症？有什么样的临床表现？

与其他脑疾病一样，目前，抑郁症的具体发病原因和发病机制尚不明确，有待进一步研究。现有研究表明，亲密关系、职业发展、亲子关系、心理的突然变故以及持续的情绪压力或应激可能是抑郁症发病的诱因。值得注意的是，诱因并不与病因完全相同，诱因并不会直接导致抑郁症的发生，而是会诱导抑郁症的发展。抑郁症本身并不是一种罕见的疾病，甚至与之相反，抑郁症就像是感冒一样寻常，任何人都有可能患上抑郁症。因此，对于确诊或疑似确诊为抑郁症的人来说，克服病耻感，及时寻求医生的帮助至关重要。及时治疗可以在很大程度上治愈抑郁症或减轻抑郁症对生活的影响。

抑郁症的治疗方法主要包括药物治疗和心理治疗。药物治疗是主要手段，大部分抑郁症患者往往需要使用药物来控制。而在轻度抑郁症患者中，心理治疗、运动治疗与物理治疗可以作为辅助手段，有助于缓解症状。

抑郁症的病因学因素有哪些？

1. 遗传因素：抑郁症与精神分裂症相似，有明显的遗传倾向。若父母其中任何一方患有抑郁症，则其后代患病的概率相较常人会升高 10% ~ 13%；如果孪生子中有一人患有抑郁症，则另一个人在一生中患上抑郁症的可能性约为 70%[4]。

2. 心理、社会因素：该因素是最为普遍的致病诱因。青少年群体中的"内卷"现象是影响青少年心理健康的重要因素之一。除此之外，离婚、重病或屡遭不幸也会成为抑郁症的诱因。同时，急剧上升的社会压力使抑郁症的诱因变得越来越广泛。

3. 生化因素：人体自身包括神经递质的生化指标的改变也是抑郁症的发病因素，如 5-羟色胺和去甲肾上腺素两种神经递质之间的不平衡可导致发生抑郁症或焦虑症。

4. 生物节律变化：倒时差、上夜班等节律改变都可能诱发抑郁症。而当一个人出现情感性精神障碍时，其生理功能指标也会出现生物昼夜节律变化，主要表现为生理节律的峰值时间提前，抑郁症患者的快速眼动睡眠潜伏期缩短（即前移）等。

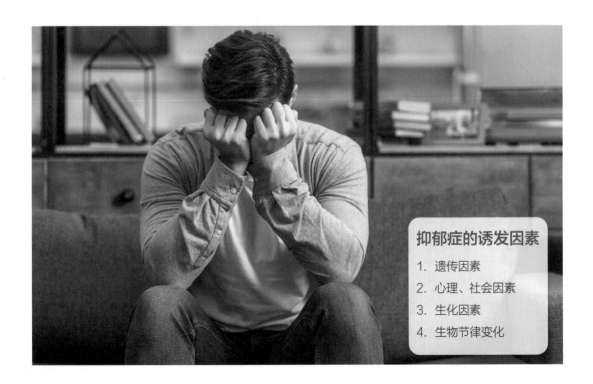

抑郁症的诱发因素

1. 遗传因素
2. 心理、社会因素
3. 生化因素
4. 生物节律变化

抑郁症的发病机制是什么？

目前有关抑郁症的发病机制尚无明确理论，较受认可的假说与学说主要包括单胺类递质假说、下丘脑 - 垂体 - 肾上腺（hypothalamic-pituitary-adrenal，HPA）轴功能失常假说、突触可塑性与神经营养因子假说、炎症与细胞因子假说、兴奋性氨基酸学说与肠道菌群失调学说。其中，单胺类递质假说是目前公认相对可靠的猜想，其认为抑郁症患者大脑中缺乏 5- 羟色胺、去甲肾上腺素、多巴胺等神经递质，导致情绪出现一系列的改变。有关肠道菌群失调学说的实例包括，研究发现服用某一种益生菌将对抑郁情绪有所改善，肠应激综合征与抑郁症之间存在较高的共病概率等，从侧面显示了肠道菌群与脑 - 肠轴之间的关系。

在发病机制的所有假说中，"快乐因子"的概念均至关重要。"快乐因子"主要包括 5- 羟色胺、多巴胺、去甲肾上腺素等一系列神经递质及激素。人体内 5- 羟色胺或多巴胺的基础水平降低会使突触结构中释放的神经递质随之减少，从而导致情绪低落。

 抑郁症发病时有什么样的临床表现？

抑郁症患者可能表现出自我否定、自我接纳困难、情绪低落等症状。出现上述症状时，需要引起关注和重视，及时就医进行诊断和治疗。抑郁症的诊断率存在地域性差异，北京、上海、广州、深圳等一线城市的诊断率明显高于我国其他大部分地区，因此全国范围内还很多患者可能未能及时获得诊断和治疗。这种情况很可能会导致严重后果，如自伤、自杀等。因此，对抑郁症的关注和及时干预至关重要。

三、如何诊断和治疗抑郁症？

 有哪些诊断抑郁症的方法？

1. 自己做测试：临床上有很多的自评量表用于测试，如《SCL-90 症状自评量表》等。通过一系列量表，可以获得评分，根据评分高低即可评判是否有抑郁的倾向。

在入职和升学前，用人单位和学校都会让应聘者和学生做一个量表，可以提前发现有潜在心理问题的应聘者和学生，以尽早干预，防止出现一些极端的行为，甚至自杀。

2. 去医院检查：当你发现自身有很多情绪改变且量表评分非常高时，一定要去医院检查。在医院，除了做自评量表之外，还会进一步做非侵入性仪器检查以及其他量表，反复验证是否患有抑郁症。

有哪些治疗抑郁症的方法?

1. 药物治疗: 一旦诊断了抑郁症,就需要进行治疗。目前来说,药物是治疗抑郁症的一个主要手段。常用的药物被称为"五朵金花",即帕罗西汀、氟西汀、舍曲林、氟伏沙明、西酞普兰。在急性期时,患者可能会出现极端行为,为迅速进行治疗,可以采用电击疗法。服用一段时间药物之后,症状得到控制,这时要进行巩固期(又称维持期)的治疗,防止患者在急性抑郁症状缓解后复发,因为抑郁症虽然能够治愈,但是特别容易反复,需要巩固期的治疗。针对不同的抑郁症患者的治疗都是不一样的,主治大夫需要重点关注,采用个体化的治疗方案。

药物的作用机制是,药物通过抑制 5-羟色胺的摄取,增加 5-羟色胺在突触间隙的浓度,增加脑内的"快乐因子"含量,从而达到治疗抑郁症的目的。

2. 其他治疗

● **心理治疗:** 包括支持性的心理治疗、认知行为治疗、精神动力学治疗以及人际关系心理层面的治疗。

与精神科的治疗完全不一样,抑郁症患者当遇到情绪改变或者压力时,可以寻求心理咨询师的帮助,这属于心理治疗。在抑郁症早期时,寻求一些心理的帮助可能会得到一定的缓解。

● **物理治疗:** 如使用改良电休克治疗。

重度抑郁症患者的自杀倾向非常明显时,可以用改良电休克治疗来改善重度自杀倾向。但是这种电休克治疗手段是非常痛苦的,其是通过电击让患者的大脑短路,改善脑内的神经元之间的信号转导,忘掉一些记忆,从而不再有这种极端行为的倾向。

● **运动治疗:** 作为辅助治疗或者预防性的手段。

现在青少年抑郁症的患病率很高。对青少年来说,很重要一点就是多晒太阳、多运动。

晒太阳能够增加多巴胺的合成。而现在的青少年整天待在教室,缺少阳光。另外,青少年的运动量太小,很多孩子在放学之后还要去各种课外班,没有时间进行户外运动。

运动能够刺激大脑生成 5-羟色胺、多巴胺等"快乐因子",改善情绪,缓解身体紧张,释放内啡肽,消除抑郁症状。经常运动会让人感到特别放松、心情愉悦,减少不良情绪,就不易得抑郁症。另外,运动还能够转移注意力,让人从负面的情绪转移到运动的本身。这也就是为什么运动员的抑郁症发病率很低,明显低于娱乐界和金融界的从业人员。

什么样的运动能够缓解抑郁症呢? 一定是有氧运动,如跑步、快走、游泳、骑自行车、打球等。很多临床患者在服用药物的同时进行规律性的运动,既能够减轻体重,又能够减轻压力,使得病程明显缩短。每周运动 3~5 次,每次 1 小时左右,就能够达到非常好的抑郁症的辅助治疗效果 [5]。

对于青少年来说,运动不单单能够缓解压力、强身健体,还对青少年自身的心理调节产生非常重要的积极作用。因为运动及其相应的对抗会产生胜负结果，进而使青少年从心理上得到锻炼，达到抗挫折教育的目的。

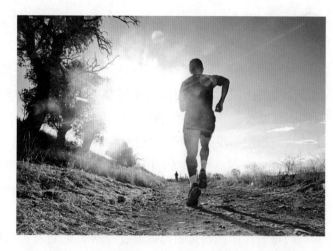

● **美食治疗：**美食有利于食欲素的分泌。多吃一些好吃的食物，享受食物带来的幸福感，也是非常好的缓解抑郁的方式。

● **自我心理调节：**人要学会忘记不开心，学会接纳自己的不完美，及时缓解压力，不要去在乎别人的眼光。一定不要生闷气，而是学会将情绪发泄出来。急性子的人擅长发泄情绪，因此患癌症和抑郁症的概率很小，但是这种人容易患心脏相关疾病，如冠心病。性格比较内向的人更容易默默地生闷气，而不发泄出来，更容易得癌症、抑郁症、焦虑症等。

四、抑郁症痊愈后，应如何保持身体健康？

每一个生命都不可能一直保持最好的状态。走走停停，累了就休息，休息够了就继续前进。抑郁症是能够治愈的，但是有易于反复的特点，因此在痊愈之后学会排解压力和调节自己的心情便显得尤为重要。

 抑郁症的康复标准

● 所有的症状都消失，而且能够掌握自己内心的状态，不存在任何自杀的念头；
● 不仅本人觉得康复，医生通过量表测评以及家庭、朋友通过言谈举止来判断，均认为有很好的改善，大脑也足以应付日常生活、学习、工作，而且生活交际能够回到正轨，即达到康复标准。

痊愈后应做到五点

1. 学会放松；
2. 培养自信心；

3. 多和别人交流：通过交流来排解心中的负面情绪，通过向别人倾诉来释放压力；

4. 借助家人的帮助；

5. 养成良好的生活习惯：如运动习惯等。

希望每个人都能被温柔以待，能够拥有一个健康、完美的心灵。

参考文献

[1] Bai R, Dong W, Peng Q, et al. Trends in depression incidence in China, 1990-2019[J]. J AFFECT DISORDERS, 2022, 296: 291-297.

[2] Rice F, Eyre O, Riglin L, et al. Adolescent depression and the treatment gap[J]. LANCET PSYCHIAT, 2017, 4(2): 120.

[3] Thapar A, Eyre O, Patel V, et al. Depression in young people[J]. LANCET, 2022, 400(10352): 617-631.

[4] Kwong A, López-López JA, Hammerton G, et al. Genetic and environmental risk factors associated with trajectories of depression symptoms from adolescence to young adulthood[J]. JAMA NETW OPEN, 2019, 2(6): e196587.

[5] Harris E. Meta-analysis: exercise as effective as therapy for treating depression[J]. JAMA-J AM MED ASSOC, 2024: 908.

请扫码观看专题讲解视频

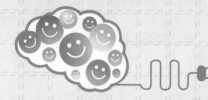

9 急性缺血性脑卒中 ——我们需要知道的事

汪阳（首都医科大学附属北京朝阳医院）

一、 脑卒中的现状和危害

 脑卒中和中风、脑梗死、脑出血是一回事吗？

脑卒中，又称中风、脑血管意外，是目前我国成年人群致死与致残的首位病因，也是成年人减寿的首要因素。如果将人体内的血管比作水管，我们可以将脑卒中分为两种类型：一种是类似于水管堵塞，导致血管供血的相应远端脑组织缺血的**缺血性脑卒中**，俗称脑梗死；另一种是类似于水管破裂，血液外漏至周围脑组织中的**出血性脑卒中**，也就是所谓的脑出血、脑溢血。

 脑卒中的危害有哪些？

脑卒中主要有 4 个特点，分别为高发病率、高致残率、高致死率和高复发率。以上 4 种主要特征使脑卒中成为了一种危害人民群众身体健康的重大疾病，除了可能导致引发身体的部分残疾与终身瘫痪，严重的脑卒中尤其是脑出血还会导致患者的死亡。此外，脑卒中引发的脑功能退化将使患者丧失基本的家庭和社会功能，导致患者无法正常从事工作或进行人际交往，极大程度上影响患者及其家属的生活质量。

脑卒中的发病率和患病率有多高?

截至 2019 年，我国脑卒中患者的发病率与患病率如表 1 所示。

表 1　脑卒中患者的发病率与患病率

	缺血性脑卒中	出血性脑卒中
发病率	145/10万	45/10万
患病率	1700/10万	306/10万

其中，发病率指每年新发患者的比例，而患病率指新旧病例总和的比例，故患病率会远高于发病率。根据目前流行病学的统计可知，大部分疾病的发病率维持在（1～10）/10 万的低水平，而人们熟知的癌症在人群中的发病率约为 180/10 万，低于脑卒中的总发病率。由此可见，脑卒中是一种非常常见的疾病[1]。

 我国脑卒中发病情况与世界其他地区差异大吗?

目前，我国的脑卒中发病情况呈现出与欧美国家不同的特点。首先是低收入人群的发病率快速增长与明显的性别、地域差异。由于生活条件的改善，部分低收入人群出现了不合理的饮食结构，从而导致糖尿病、高血压等易诱发脑卒中的慢性病。相关研究表明，在一定的年龄阶段中，女性的脑卒中发病率会相对高于男性，但是 70 岁之后男性脑卒中的发病率又会高于女性。同时我国幅员辽阔，与此相对应的地域差异主要表现为北方地区的脑卒中发病率相对高于南方地区。此外，我国的脑卒中发病表现出了相较以往更为明显的年轻化趋势。目前临床上 40～50 岁患者的接诊率相较于以往出现明显上升趋势，而处于该年龄段的人群通常是社会与家庭的重要劳动力，故而他们的发病造成的危害与影响也随之变大。

 我国出血性脑卒中多还是缺血性脑卒中多?

缺血性脑卒中在我国卒中中位居首位，约占 2/3，也就是说缺血性脑卒中的发病率约为出血性脑卒中的发病率的 2 倍。

 哪些是脑卒中的高危人群?

目前，我国每年约有 200 万名新发脑卒中患者，死亡人数约为 110 万，幸存的脑卒中患者约为 1100 万。那么，什么样的人群会是潜在的脑卒中患者呢？截至目前，我国约有 **2.92 亿高血压患者**，**2.5 亿血脂异常患者**，**1.139 亿糖尿病患者**，**3.5 亿吸烟人群**，770 万**房颤患者**与 2390 万**短暂性脑缺血发作**（transient ischemic attack，TIA）患者，以上患者均为脑卒中高危人群[2]。

二、 脑卒中的识别

 我国脑卒中患者未得到及时救治的常见原因是什么？

　　根据中国国家卒中登记研究数据，仅有约 1/5 的急性脑卒中患者可以在发病后 3 h 内被及时转运至医院，由此可见大部分患者都未能在发病后及时到达医院接受治疗。相较以往，我国目前的道路情况、医疗条件与医院分布密度均有极大提升。患者无法及时接受治疗的主要原因是大多数人对脑卒中的认知不足，无法正确辨识发病情况并及时给予足够的重视。另一个统计数据是，我国脑卒中患者使用救护车转运的比例不足 20%，而这个数字在各个发达国家中均出现了显著差异：加拿大约为 70%，美国为 60%，韩国也达到了约 1/3。以上两个现象也是导致我国脑卒中患者无法得到及时救治的主要原因。

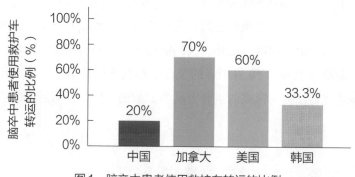

图 1　脑卒中患者使用救护车转运的比例

 如何快速识别脑卒中？

　　目前主流的快速识别脑卒中的方法主要为 FAST 和 BE FAST 两种。FAST 评估法是 Face（面部）、Arm（四肢）、Speech（语言）、Time（急救时间）的英文首字母缩写，分别对应当事人是否出现面瘫即单侧鼻唇沟变浅或出现嘴歪，两侧肢体是否出现不对称的无力现象、双手无法顺利举起，语言是否出现混乱或障碍，以及救治时间的紧迫性。如果前3项指征出现其一，则应当立刻拨打120急救电话。

随着实践的进展与理论的发展，中国卒中学会在此基础上提出了BE FAST识别法。其中B代表Balance，指疑似患者是否出现了身体不能平衡、天旋地转、眩晕头晕、不能睁眼、行走或站立等症状；E代表Eyes，即眼睛，指疑似患者是否出现单眼偏盲或突然性的黑蒙症状。

相较于FAST，BE FAST识别法将人体的后循环与相关眼部症状加入了判断指征，使脑卒中识别更加全面、科学。值得注意的是，无论哪一种识别方式，它的最后一个字母T都代表着time（时间），都强调了时间的重要性。一旦发现了疑似脑卒中的症状，就应当立刻前往就近的医院进行诊治。

 ## 如何更全面地识别脑卒中？

如果您希望了解更多有关脑卒中的症状，则需要注意以下9种症状。

1. 偏瘫或偏侧麻木：人的脑部对肢体存在交叉支配现象，也就是说左脑支配右侧肢体、右脑支配左侧肢体。通常血栓在双侧对称出现的情况较为少见，所以由脑部血管闭塞引发的症状也往往会是偏侧的。故而一旦出现了偏瘫或偏侧麻木症状，就应该考虑脑卒中。

2. 面瘫：单侧鼻唇沟变浅或出现嘴歪、不能正常咀嚼、流口水等症状均提示脑卒中。

3. 说话不清或理解语言困难：人类的语言功能不仅包括运动性语言，即语言的表达，也包括感觉性语言。正常的感觉性语言功能使我们能够读懂文本与理解话语。当该功能受损时，患者会表现为读不懂、听不懂、说不清。当出现上述症状时，应当考虑脑卒中。

4. 一过性记忆丧失。

5. 意识障碍或抽搐：这是最为明显的症状。

6. 凝视：与通常所指的"盯着看"不同。症状描述中的"凝视"主要指的是患者的双目斜向一侧。凝视是一种大血管闭塞所致的常见且高度特异性的症状，主要分为完全凝视与部分凝视。完全凝视的患者无法纠正眼球位置，部分凝视的患者可以通过呼唤等行动使眼球复位。无论是完全凝视还是部分凝视，都是颅内大血管闭塞的常见表现，应当给予高度重视。

7. 既往少见的严重头痛、呕吐：这是出血性脑卒中尤其是蛛网膜下腔出血的典型表现之一，患者将出现突发性的剧烈头痛并伴有呕吐，同时患者可能将该头痛描述为"这辈子最剧烈的头痛"，这往往是颅内高压的症状表现。当出现该症状时，应优先考虑急性脑卒中，而非其他如食物中毒等相对不紧急的疾病。

8. 眩晕伴呕吐：这是一种很容易被忽略的症状。脑卒中引起的眩晕通常为剧烈眩晕，可能表现为无法站立或无论是否闭上眼睛都感到天旋地转。这种眩晕的诱因可能为内耳疾病，也可能为脑卒中，有必要及时前往医院进行检查甄别，以防拖延就诊时间。

9. 一侧或双眼视力丧失或模糊：通常表现为黑蒙或间歇性视力丧失，该症状提示血管内已形成可能出现血栓的环境，应当及时就诊和用药，以防止更大的栓塞出现。

 有些脑卒中患者在发病过程中时轻时重，有没有必要立即去医院？

症状波动性进展的患者应当给予重点关照与特别注意。症状波动指病症间歇性发作，如肢体间歇性无力与间歇性失语。此类患者往往提示颅内存在大血管的严重狭窄，高血压状态下血流通过狭窄部位，供血恢复，症状得到缓解；低血压状态下血供不足，症状复发。该类患者是发生大血管闭塞与致残性脑卒中的高危人群，约70%会随着病情进展而症状波动减少，最终脑卒中彻底发作而致残。故而对症状波动进展的患者而言，及时就医与检查是有必要的行动。

 从患者或家属角度，延误脑卒中患者就诊的常见原因有哪些？

常见的延误治疗的原因主要为以下几条：

1. 无法正确判断病情：患者常常误以为神志不清、四肢无力是由饥饿或疲倦所致，而采用睡眠与用餐等方法，这样会延误就诊时间。

2. 未向合理的对象进行病情咨询：在现今发达的医学体系中，包括神经科学在内的各个专业都分为了不同的亚专业。不同亚专业之间对彼此的了解程度有限。若在致电咨询时选择了非本亚专业的对象，通话的转接与询问的转介也可能会延误治疗的时间。

3. 未能合理使用公共救助平台：部分患者前往医院就诊时选择自驾前往，而非拨打120请求急救车的协助。自驾车本身也会存在一定危险性。

三、 脑卒中的救治

 脑梗死救治的目标是什么？

脑梗死治疗的首要目标通常并非将患者完全治愈，而是尽可能解除栓塞、重新疏通大脑血流，最大限度地恢复患者脑组织的正常功能。

什么是核心梗死区和缺血半暗带？哪个区域是救治的重点？

图 2 给出的不同颜色代表脑卒中患者大脑内不同组织的病变程度，中央的深红色区域被称作**核心梗死区**，外周稍浅的红色区域代表**缺血半暗带区**，更外周是**良性缺血区**与**正常组织**。脑组织耐受缺血缺氧的能力极为低下，一旦神经细胞的血供受到完全阻断，它就会在 3~5 分钟内死亡。所以只要患者发生了脑卒中，脑内就一定会形成不可逆转的核心梗死区，故而脑卒中治疗的重点区域主要是核心梗死区外周的缺血半暗带区，该区域的脑组织缺血严重程度不及核心梗死区，神经细胞没

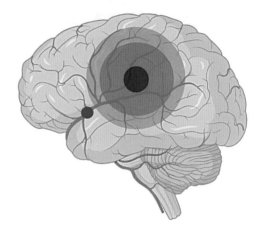

图 2　脑卒中时大脑各组织病变示意图

有完全死亡，在一定的时间内恢复血供就有可能使其恢复活性，从而转变为正常的脑组织。否则缺血半暗带区会在 6 小时左右彻底转变为核心梗死区，彻底失去救治的可能性。

 如果不及时救治，大血管闭塞的危害有多大？

相关研究表明，在缺血性脑卒中过程中，大动脉每闭塞 1 分钟就会导致超过 200 万个神经元的死亡；动脉闭塞超过 10 小时，死亡的神经元数目相当于正常衰老过程中经过 26 年消失的神经元总数[3]。由此可见，脑卒中的及时救治至关重要！

 脑梗死救治的最常用方法是什么？

脑梗死最常用的治疗手段是静脉溶栓。静脉溶栓是一种通过向静脉输入阿替普酶、尿激酶等药物，通过血液循环将药物送至颅内病灶并溶解血栓以治疗缺血性脑卒中的手段。如果做一些通俗的比喻，即脑卒中患者的血管就像堵塞的下水管道，溶栓药物就是管道的疏通剂，疏通剂通过腐蚀分解管道内的堵塞物从而清理堵塞的管道，溶栓药物通过溶解血栓从而疏通栓塞的血管。

 静脉溶栓有时间限制吗？

通常脑梗死发病未超过 4.5 小时的患者可以使用阿替普酶，未超过 6 小时的患者可以使用尿激酶。

静脉溶栓的效果好吗？

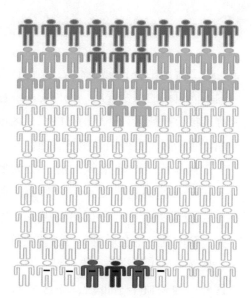

静脉溶栓的治疗效果如图 3 所示。每 100 名使用了静脉溶栓治疗的患者中，共有 32 名患者从中获益，3 名患者症状恶化，1 名患者死亡，但即便治愈率没有达到 100%，静脉溶栓也仍然是目前最为有效的治疗手段之一[4]。目前医学界对于急性脑梗死的主流态度是应溶尽溶，从而让所有在时间窗内到达医院的患者获得及时的治疗。

图 3 静脉溶栓的治疗效果示意图

 国家要求患者到院后多少时间内应该接受静脉溶栓治疗？

目前全国各个医疗机构都在推进建设脑卒中治疗的绿色通道，根据国家卫生健康委员会的要求，从患者到达医院到给药治疗的时间间隔不应超过 1 小时，也就是患者从入院到开始接受静脉溶栓的时间要控制在脑卒中治疗的黄金 1 小时之内。更多大型医院也在逐步向 45 分钟的时限推进，力求使就诊的脑卒中患者得到及时的救治。

 静脉溶栓有哪些风险或不利因素？

静脉溶栓作为一种药物治疗手段也存在自身的缺陷。首先，静脉溶栓技术具有极强的时限性，发病到静脉给药时间超过 4.5 小时的患者可能会增加出血的风险，其次是本身就因自身患有凝血异常疾病或近期有手术史而存在出血倾向的患者，并且相对于小血管的闭塞来说，颅内大血管闭塞容易导致血栓负荷上升，药物无法到达栓塞区域，无法起到应有的治疗效果，同时由于各种院前延迟与院内延迟的存在，仅有 20%～25% 的患者能够在发病后 3 小时内到达具有溶栓资质的卒中中心，这是对静脉溶栓治疗的不利因素[5]。

 什么是脑梗死的血管内治疗？

从 2015 年开始，缺血性脑卒中的治疗方式也逐渐从单纯的静脉溶栓过渡到了血管内治疗。如果以上文的比喻为例，血管内治疗就像是伸入堵塞管道的铁丝或滤网，通过缠绕堵塞物并将其拉出来清理堵塞。在血管内治疗中，血栓类似于管道内的堵塞物，取栓支架类似于缠绕堵塞物的铁丝或滤网，通过使用取栓支架接触并捕获血栓，从而将其拉出体外的治疗方式就是血管内治疗。血管内治疗技术并不是新兴的治疗方式，但是在 2015 年该方法被证实对急性大血管闭塞引起的脑卒中有良好的治疗效果，故而 2015 年又被称作脑卒中血管内治疗的元年[6]。

 取栓治疗适用于所有脑梗死吗？

目前在世界各国的相关文献与指南中，取栓都是治疗急性大血管闭塞的最有效方式。什么是大血管？通常来说，大血管包括颈内动脉全程、大脑中动脉水平段、椎动脉与基底动脉全程以及大脑前后动脉起始段。概括性地说，直径大于 2 mm 的血管都可以进行取栓治疗，直径在此之下的小血管目前存在一定的取栓难度，主要表现为支架不仅本身具有一定的直径，而且随着拖动也可能造成血管的移位与破裂。

 取栓和静脉溶栓一样对发病时间有限制吗？

一般来说，取栓比静脉溶栓的时间窗长，发病后 6 ~ 24 小时内的患者，经过评估有可挽救的脑组织，出血风险不大，都可以接受手术，但发病后越短时间恢复血流，患者获益越大[7]。取栓与溶栓的共同之处是二者都具有极强的时限性，发病超过 1 天以上的患者的脑组织已经大部分死亡，开通血管取栓不仅没有益处，反而可能引发出血，造成更严重的后果。因此，及时到达具有医疗救治能力的单位对脑卒中患者的治疗是最重要的环节。

 我国取栓治疗的现状如何？

在 2015 年以前，全国年取栓例数不足 3000 例，原因主要是公众对急性脑梗死的认识不足与脑卒中救治医疗系统的严重不足，许多非三级单位的医疗机构也都不具备进行手术取栓的资质与能力。为了改善这样的局面，国家也在逐步推进，促进技术走进基层，使更多患者可以从中受益[8]。

四、脑卒中的预防

 能预防脑卒中吗？

及时、正确、合理地治疗脑卒中固然重要，但是相较于病后的补救措施，我们也可以通过预防措施降低患脑卒中的风险。如果将人体的健康视为 100 分，其中约 60 分来自于每个人自身的生活方式，17 分来自于身处的环境，15 分来自于不同的遗传因素，属于医疗的部分仅仅占 8 分。也就是说，医疗是一种得病之后的补救措施，如果我们可以从生活方式等方面进行源头上的改变，那么就有可能延后卒中的时间，甚至避免卒中。

 脑卒中的危险因素有哪些？

脑卒中的危险因素主要分为两类，一类是包括性别、种族、遗传因素与年龄等不可干预因素，另一类是包括生活习惯与慢性病控制在内的可干预因素。

 脑卒中危险因素中哪些是不可干预的？

不可干预的危险因素包括：

1. 年龄： 随着年龄的增长，血管会逐渐硬化，脑卒中发生的概率也会随之逐渐上升。

2. 性别： 相关研究已证实，在 30 岁以下的人群中，女性脑卒中或短暂性脑缺血发作的风险高于男性；在 40~80 岁的人群中，女性脑卒中或短暂性脑缺血发作的风险低于男性；在 80 岁或以上的人群中，女性和男性脑卒中或短暂性脑缺血发作的风险相似[9]。

3. 种族： 不同地区的人群发生脑卒中的可能性也有差异，例如日本地区与芬兰地区的居民的脑卒中风险会相对较高，中国人的动脉粥样硬化风险较高，欧美地区的人群发生心房颤动的概率高于其他地区。

4. 遗传因素： 例如家族卒中史。

 脑卒中危险因素中哪些是可以干预的？

可以干预脑卒中危险因素包括：高血压、吸烟、腰臀比、规律体力运动、饮食、糖尿病、饮酒、心理应激、心脏原因、ApoB/ApoA1（载脂蛋白）等。

 高血压与脑卒中的关系？

首先，高血压是导致脑卒中的头号危险因素，约 70% 的脑卒中死亡与高血压有关。研究发现，收缩压每升高 10 mmHg，缺血性脑卒中的发生率就增加 30%，出血性脑卒中的发生率就增加 68%[10]。也就是说，如果能把血压降到合理水平（最好是理想水平），脑卒中的发生率至少可下降 38%~50%。

血压控制在什么水平能有效预防卒中？

根据世界卫生组织的标准，正常水平的血压范围是收缩压不高于 140 mmHg，舒张压不高于 90 mmHg。对于患有慢性病和有卒中史的患者来说，对血压的控制应当更加严格。大量的循证医学也表明，在所有脑卒中的危险因素中，高血压是最可干预、最易干预，同时干预效果也最好的因素，所以养成定时测量血压并进行控制的习惯是值得考虑的。

 什么时候测量血压更准确？

人体的血压具有节律性，会随着时间的变化在一定范围内出现波动。一般来说，清晨（6:00—10:00）的时候人体的血压相对较高，对该时段的血压进行监测最具有参考价值。也就是说，清晨的血压达标是整体血压达标的基础，清晨血压的控制也能最有效地降低脑卒中发病率。同时，因为人体血压会随着环境与心理状态的改变而发生改变，相较于偶尔一次的测量，连续性的监测更加具有实际意义。

 高脂血症会导致脑卒中吗？血脂指标中哪项最需要关注？

高脂血症于我们而言并不陌生。常说的高胆固醇血症与高甘油三酯血症都是其中的一员。高脂血症易引发动脉粥样硬化和血栓（图 4），最终导致脑梗死的发作。血脂指标的成分复杂繁多，包括高密度脂蛋白、低密度脂蛋白、甘油三酯等。其中，我们最关注的部分是低密度脂蛋白。低密度脂蛋白含量的升高是导致动脉粥样硬化的最危险因素。

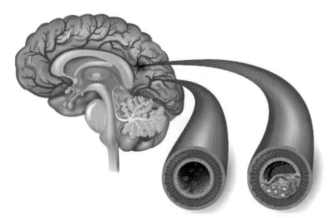

正常血管　　动脉粥样硬化和血栓血管

图 4　正常血管与动脉粥样硬化和血栓血管示意图

从预防脑卒中的角度，应多久查一次血脂？

血脂管理的重点人群主要是 40 岁以上男性、绝经期后女性和脑卒中高危人群。前两者应当每年检测一次血脂，后者应当每半年检测一次血脂。同时应当注意的是，即便更应关注的检测指标是低密度脂蛋白而不是甘油三酯与胆固醇，但后二者也并非可以完全忽略，只是在脑卒中的诱发因素中它们的作用远不及低密度脂蛋白。

 糖尿病患者容易发生脑卒中吗？

我国糖尿病患者总数超过 1 亿，人口比例极大。研究表明，糖尿病患者的缺血性脑卒中发病率为正常人群的 2 ~ 5 倍，如果对血糖控制的效果不佳，那么最终会有约 20% 的糖尿病患者因脑卒中而危及生命[11]。糖尿病导致脑卒中发病率上升的原因之一是糖尿病患者更易合并高血压、血脂异常、颈动脉血管狭窄等脑卒中危险因素，故而对血糖的合理控制至关重要。

 如何控制血糖才不容易脑卒中？

目前的血糖控制标准是空腹血糖在 4.4 ~ 7.0 mmol/L，餐后血糖低于 10.0 mmol/L，糖化血红蛋白 HbA1c 水平低于 7%，且应当进行持续性监测。控制血糖的同时也应当对其他危险因素进行干预，例如严格控制血压，联合他汀类降血脂药物控制血脂。此外，目前并不推荐糖尿病患者饮酒。

 吸烟会引起脑卒中吗？被动吸烟危害大吗？为什么？

吸烟者发生脑卒中的风险是不吸烟者的 2 ~ 3 倍，并且被动吸烟的人群风险是非被动吸烟者的 1.64 倍。这是因为在二手烟中烟草含有的烟碱、尼古丁、一氧化碳等有害物质含量反而会升高，它们在进入体内后会引发血管收缩，血液黏稠度上升，导致动脉出现粥样硬化，增加大小血管的发病风险[12-13]。同时吸烟还会加速大脑皮质变薄，致使认知功能减退。

 心房颤动（房颤）为什么是脑卒中的常见病因之一？

房颤是一种在老年群体中较为常见的疾病，并且发病率会随着年龄迅速上升。相关研究表明，80 岁以上的人群中约 30% 患有房颤[14]。房颤指心房的不规律的跳动，这种跳动会诱发心脏内血栓的形成。在心脏内形成的血栓会随着心脏的供血顺着血管被运送到身体内的各个部位，引发各个部位的血管栓塞，甚至是脑梗死。

 如果患有房颤，如何降低脑卒中风险？

目前房颤的干预手段有很多，包括手术干预与药物干预，但干预的前提是进行准确的判断。所以 40 岁以上的成年人应当至少每年进行一次包括心电图检查在内的正规体检，一旦发现房颤，立即向专科医生寻求诊断与治疗。在抗栓方案确定后，患者应当严格执行，不可私自漏服、停服相应药物。我国由房颤引发的颅内大血管闭塞约占 40%～50%，低于欧美地区的70%，可见这也是一种非常常见的会随着年龄增长而出现的疾病，应当引起我们的重视。

 不爱运动会导致脑卒中吗？

缺乏身体活动也是脑卒中的危险因素之一。积极参与身体活动可以使脑卒中风险降低约 30%[15]。此处所指的运动并非特指攀岩等高强度活动，只要保持一定的运动量即可达到目的。为降低脑卒中风险，健康成人应坚持有氧运动，每周至少进行 3～4 次 40 分钟以上的中等或中等以上强度的有氧运动；中老年人与高血压患者进行体育活动应量力而行，并考虑进行心脏应激检查，以防运动强度过大反而造成损伤。值得注意的是，相较于运动量，更重要的是规律、合理地进行体育锻炼。

 如果比较胖，是不是也容易脑卒中？

肥胖者缺血性脑卒中发病的相对危险度为 2.0，且肥胖常合并高血压、糖尿病，易诱发脑卒中[16]。对肥胖而言并不存在特殊的解决方案，目前主要的建议就是"管住嘴，迈开腿"，以控制体型。

事实上，脑卒中的预防手段互有呼应，预防本身也贵在坚持，用药与锻炼都需要控制在合理范围内且不中断。脑卒中虽然是一种具有严重危害性的疾病，但也是一种可防可治的疾病。只要注意做好生活习惯的管理并迅速识别是否发病，就可以将脑卒中造成的损伤降到最低。

参考文献

[1]　《中国脑卒中防治报告 2020》编写组.《中国脑卒中防治报告 2020》概要 [J]. 中国脑血管病杂志，2022，19（2）：136-144.

[2] 中国心血管健康与疾病报告编写组，胡盛寿. 中国心血管健康与疾病报告 2020 概要 [J]. 中国循环杂志，2021，36（6）：521-545.

[3] Prabhakaran S, Ruff I, Bernstein RA. Acute stroke intervention: a systematic review[J]. JAMA, 2015, 313(14): 1451-1462.

[4] Gadhia J, Starkman S, Ovbiagele B, et al. Assessment and improvement of figures to visually convey benefit and risk of stroke thrombolysis[J]. Stroke, 2010, 41(2): 300-306.

[5] 中华医学会神经病学分会，中华医学会神经病学分会脑血管病学组. 中国急性缺血性脑卒中诊治指南 2018[J]. 中华神经科杂志，2018，51（9）：666-682.

[6] 中国卒中学会，中国卒中学会神经介入分会，中华预防医学会卒中预防与控制专业委员会介入学组. 急性缺血性卒中血管内治疗中国指南 2023[J]. 中国卒中杂志，2023，18（06）：684-711.

[7] Nogueira RG, Jadhav AP, Haussen DC, et al. DAWN trial investigators. Thrombectomy 6 to 24 hours after stroke with a mismatch between deficit and infarct. N Engl J Med, 2018, 378(1): 11-21.

[8] 缪中荣，霍晓川. 未来已来：急性缺血性卒中血管内治疗中国现状 [J]. 中国卒中杂志，2021，16（11）：1085-1090.

[9] Vyas MV, Silver FL, Austin PC, et al. Stroke incidence by sex across the lifespan. Stroke, 2021, 52(2): 447-451.

[10] Lacey B, Lewington S, Clarke R, et al. Age-specific association between blood pressure and vascular and non-vascular chronic diseases in 0.5 million adults in China: a prospective cohort study. Lancet Glob Health, 2018, 6(6): e641-e649.

[11] Banerjee C, Moon YP, Paik MC, et al. Duration of diabetes and risk of ischemic stroke: the Northern Manhattan Study. Stroke, 2012, 43(5): 1212-1217.

[12] 陈晶晶，徐格林. 吸烟与卒中 [J]. 医学研究生学报，2020，33（5）：454-459.

[13] 刘晓秋，赵南，李佳娜，等. 被动吸烟与脑卒中危险性关系 Meta 分析 [J]. 中国公共卫生，2012，28（6）：849-850.

[14] 张澍，杨艳敏，黄从新，等. 中国心房颤动患者卒中预防规范 [J]. 中华心律失常学杂志，2015，（3）：162-173.

[15] 郭欣颖，郭爱敏. 运动与卒中风险相关性的 Meta 分析 [J]. 护理学报，2010，17（23）：1-4.

[16] 朱帅，张一英，向芳，等. 肥胖与缺血性脑卒中发病率关系的回顾性队列研究 [J]. 中国初级卫生保健，2021，35（6）：33-35.

请扫码观看专题讲解视频

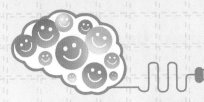

10 癫痫外科知识之旅：探索、理解与治疗

周健（首都医科大学三博脑科医院）

癫痫，作为一种复杂的神经系统疾病，其标志性特征为反复出现的癫痫发作，对全球数千万人的身心健康构成严重威胁，其影响深远，不仅可影响儿童患者的生长发育，还会给家庭和社会带来沉重负担。因此，对癫痫的深入研究和有效防控显得尤为重要。本文旨在通过剖析癫痫的病因、临床表现、诊断方法、治疗手段以及其对患者生活质量的影响，提高公众对癫痫的认知，并为患者及其家庭提供科学、全面的信息支持。

一、什么是癫痫？

 癫痫的科学定义

癫痫是一种可由多种病因引起的慢性脑部疾病，以大脑的神经细胞（神经元）过度放电导致反复性、发作性和短暂性的大脑（中枢神经系统）功能失常为特征。

癫痫通常以癫痫发作为主要表现。癫痫发作，是指大脑功能的一次短暂失常过程，这个过程可能伴随着各种可见的症状，如抽搐、意识丧失等，也可能

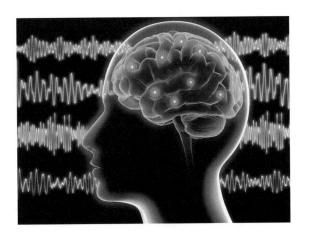

有一些不易察觉的微妙变化，如感觉异常、心跳加速、莫名恐惧、情绪波动等[1]。

 ### 癫痫的特征

癫痫是一种以反复发作为特征的脑部疾病，故患者会反复经历癫痫发作。在非发作状态下，癫痫患者的表现可与正常人无异，可以从事正常的活动。然而，一旦发作，持续时间虽短，从几分钟至几十分钟不等，却可能对患者的身体和生活都造成严重影响。癫痫的上述特性，强调了及时诊断和治疗的重要性。

 ### 医生是如何确诊癫痫的？

癫痫是一种脑部疾病，其诊断基于特定的发作表现和可能的脑部检查指标的异常改变。具体来说，若患者满足以下任一条件，即可确定患有癫痫[2]：

> **1.** 在超过 24 小时的间隔内，至少出现 2 次非诱发性（或反射性）发作。

> **2.** 出现 1 次非诱发性（或反射性）发作，且大脑存在明确的结构性改变，这种改变足以导致癫痫发作。

而癫痫的诊断可以解除的情况则包括：

1. 患者已超过特定的年龄自限性癫痫综合征的患病年龄。

2. 患者已有 10 年无发作的记录，并且在近 5 年内已停用抗癫痫药物。

这些标准确保了癫痫诊断的准确性和可靠性，同时也为治疗和管理策略提供了依据。

二、癫痫概况

全球范围内，癫痫患者数量高达约 4 千万，其中在美国和欧洲的患病率约为 4‰。而在中国，近 1 千万人（7‰）患有癫痫，其中活动性癫痫患者有近 600 万（5‰）。癫痫是神经系统的第二大疾病，世界卫生组织（World Health Organization，WHO）已将其列为重点防控的神经系统疾病[3]。

遗憾的是，尽管我国有大量的癫痫患者，但能得到正规诊断和治疗的患者仅占少数，治疗缺口高达 60% 左右。癫痫发作不仅影响患者的生长发育，还给家庭和社会带来了沉重的负担。

值得一提的是，在历史的长河中，癫痫并没有阻挡一些杰出人物的光芒。他们不仅勇敢地面对了疾病，还在各自的领域取得了举世瞩目的成就。例如，思想家苏格拉底和柏拉图，科学家牛顿和诺贝尔，军事学家凯撒大帝和拿破仑，文学家拜伦、但丁和狄更斯，以及著名画家梵高等，他们都曾是癫痫患者。

这些杰出的名人，他们的癫痫病史并没有掩盖他们的光芒和成就。相反，他们用自己的行动证明了即使身患癫痫，也能在各自的领域取得卓越的成就。他们的故事，不仅为我们提供了宝贵的医学资料，也向我们展示了人类精神的坚韧和力量。

三、癫痫发作有哪些症状？

癫痫发作症状多种多样，除了我们熟知的全身性强直阵挛发作，也就是通常人们说的"大发作"，会引起倒地口吐白沫、四肢抽搐、意识丧失和对外界没有反应，还有其他很多类型的表现，包括失神发作、局灶性运动或感觉发作、精神性运动性发作和肌阵挛发作等[4]。

比如，局灶性癫痫发作的放电起源在某个部位，患者可能会感到某个部位的麻木，并且这种感觉可能会沿着肢体传导、扩散。对于这种感觉发作，外人是看不出来的，只有患者自己能感觉到。当后续放电扩散到整个大脑半球时，患者可能会出现倒地和抽搐，这时外人就可以看到癫痫发作了。

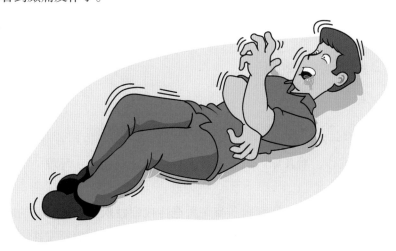

另外，精神性运动性癫痫发作可能表现为莫名其妙的脸色潮红，几秒钟后又消失，如此反复。患者可能会感到莫名的恐惧害怕、心跳加快，而这些感觉或表现是没有外在原因的，并非是受到外界刺激引起的。还有一类癫痫发作可能导致患者出现幻觉，比如突然闻到一些周围环境中没有的味道（幻嗅），听到非常小或非常大的声音，这种声音现实中并不存在（幻听），或者看到东西的形状和颜色发生变化（幻视）等。

癫痫发作多种多样，每种发作都独特且复杂，可能让患者经历不同的身体和精神感受。了解这些症状，不仅有助于我们更全面地认识癫痫，还能在患者发作时为他们提供及时、准确的帮助，从而减轻他们的痛苦。

四、癫痫的类型有哪些？

癫痫的类型繁多，各具特色。**全面性癫痫**如风暴般突然发作，涉及整个大脑的放电过程，可导致患者突然倒地、四肢抽搐并失去意识。**局灶性癫痫**发作时的异常放电局限于大脑的某一区域，有时会引发幻觉，如幻听、幻嗅或幻视，使患者仿佛置身于非现实的世界中。**继发性癫痫**则是由其他疾病或损伤所导致，如脑肿瘤或卒中等，当大脑的特定区域受损时，可能引发异常放电，进而导致癫痫发作。此外，还存在**全面性与局灶性特征并存**的癫痫类型。而**隐源性癫痫**则是指虽然符合癫痫的诊断标准，但医生无法确定其具体病因。值得注意的是，由于癫痫是一种极为复杂且多变的疾病，其表现形式可能因个体差异而有所不同，因此仍有一些患者的癫痫发作类型难以归类[5]。

癫痫的多样性与复杂性体现在其多种类型及各异的症状上，不同类型癫痫具有不同的病因背景，这要求我们在治疗和管理时采取个体化的策略，以最大限度地减轻患者的症状，提高生活质量。

五、不同年龄导致癫痫的原因

癫痫是一种跨越年龄的疾病，其成因多种多样。从先天遗传到后天外伤、疾病等因素都可能导致癫痫的发作，而其原因也是多种多样，可能与遗传、环境、疾病等多种因素有关[5]。

详细说来，新生儿及婴儿期癫痫多与先天遗传代谢性疾病、围产期的窒息、缺氧和颅脑产伤颅内自发出血等因素相关。儿童至青春期的癫痫可能由特发性因素（可能与遗传有关）、先天和围产期因素、中枢神经系统感染以及脑发育异常等多种原因造成。成人期癫痫的常见原因包括头颅外伤、脑肿瘤、脑血管病和各种中枢神经系统感染性疾病。而在老年期，脑血管疾病、脑肿瘤、代谢性疾病以及变性病等都可能成为癫痫发作的原因。

由此可见，癫痫的病因多种多样，不同年龄阶段可能受到不同因素的影响。因此，对于癫痫患者，明确病因并据此制订个性化的治疗方案尤为重要。

六、癫痫对个人和社会的影响

癫痫对个人和社会的影响深远且多元化。

从患者的身体健康层面来说，癫痫发作可能导致身体受伤，尤其是在失去意识或控制时，而频繁或严重的发作更可能对身体造成长期损害。在心理层面，癫痫患者常常面临焦虑、抑郁等心理障碍，这些困扰不仅影响他们的日常生活，还可能降低他们的社交能力。对于儿童，长期的癫痫发作还会在不同程度上影响心理和身体的发育[6]。

在社会融入方面，由于癫痫发作的不确定性和社会对疾病的误解，癫痫患者可能会遭受歧视和排斥。同时，癫痫发作在公共场所还可能引发安全问题，对公共安全构成潜在风险。

另外，癫痫患者可能会遇到学习和工作的挑战，如学习进度缓慢、就业歧视等，这些问题可能进一步影响他们的职业发展和生活质量。在经济方面，长期的治疗和药物费用以及因癫痫导致的失业或工作效率下降，都可能给个人和家庭带来沉重的经济负担。

如上所述，癫痫对个人和社会的影响是多方面的，涉及身体、心理、社会和经济等多个方面。因此，我们需要多加关注和支持癫痫患者，通过提高公众意识、优化医疗资源、改善社会保障等方式，为他们创造更好的生活和发展环境。

七、癫痫的辅助检查手段

癫痫的辅助检查手段在癫痫的诊断、定位和治疗方案制订中起着关键作用[7]。以下是一些常见的检查方法：

1. 脑电图（electroencephalogram，EEG）

EEG 是最常用的癫痫检查手段，通过记录大脑的电活动，有助于发现异常的脑电波，从而支持癫痫的诊断。对于癫痫的外科手术来讲，长程视频脑电图（video-electroencephalography，VEEG）是更常规的检查方法，它在记录患者癫痫样放电的同时，还记录发作的具体表现，以供分析诊断等 [8]。

2. 磁共振成像（magnetic resonance imaging，MRI）

MRI 是一种无创的影像学检查，能够提供大脑的详细解剖结构信息，有助于发现可能导致癫痫的脑部结构异常 [9]。

3. 计算机断层扫描（computed tomography，CT）

CT 是一种快速的影像学检查，特别是在急诊情况下，如疑似卒中或头部外伤，以排除可能导致癫痫的急性病变。另外，有些癫痫病理灶在 CT 成像上会有特征表现：如结节硬化、脑面血管瘤病等。

4. 脑磁图（magnetoencephalography，MEG）

MEG 通过测量大脑产生的磁场变化来记录脑活动，对癫痫病灶的定位更为精确 [10]。目前，此项检查还不能普及。

5. 单光子发射计算机断层成像（single photon emission computed tomography，SPECT）

SPECT 能够显示大脑的血流情况，有助于癫痫病灶的发作期 [11]。

6. 正电子发射体层成像（positron emission tomography，PET）

PET 通过测量大脑中的代谢活动，有助于定位癫痫 [12]。

7. 皮质脑电图和立体脑电图

皮质脑电图和立体脑电图都是侵入性的检查方法，通过在大脑表面或在大脑内放置不同类型的电极来记录电活动，有助于发现癫痫病灶并评估临近的功能区，对于癫痫病灶的精确定位和手术的规划都非常有帮助 [13]。

这些检查手段各有特点和优势，磁共振成像和脑电图是最基本的检查手段，医生还会根据患者的具体情况选择合适的组合进行检查，以提高癫痫的诊断准确性和治疗效果。

八、癫痫的治疗

癫痫的治疗是一个综合性的过程，对于患者而言，治疗之路往往漫长且充满挑战。医生需要根据患者的具体情况和癫痫的类型来选择适合的治疗方式。随着医学的不断发展，我们现在拥有了更为丰富和精准的治疗手段，从传统的药物治疗到先进的手术治疗，以及前沿的神经调控治疗，癫痫的治疗正逐渐走向个性化和精细化。

 药物治疗

药物治疗作为癫痫治疗的基石，其重要性不言而喻。

约 47% 的癫痫患者通过单一药物治疗能够达到良好的控制效果，显著减少发作频率或实现无发作状态。而当单一药物治疗不足以控制癫痫时，联合使用两种药物则可使约 60% 的患者实现较好的控制。

虽然增加药物种类可能会提升一定的控制效果，但使用超过 2 种以上的药物时，这种提升幅度变得相对较小，如再增加第 3 种药物时仅能增加 3%～4% 的控制率，增加第 4 种药物时增加不到 1% 的控制率。故当已规范使用 2 种药物还不能很好地控制癫痫时，就构成了药物难治性癫痫。此时，我们需要寻找更为有效的治疗方法[14]。

 手术治疗

对于某些癫痫患者（占整体患者的 40% 左右），手术治疗可能是一个更合适的选择。特别是那些通过药物治疗无法控制的患者，手术评估和治疗是一个可行的选择。另外，通过前面所述的辅助检查，证实癫痫是由脑部结构异常引起时，患者也可以直接考虑外科评估和治疗[15]。

癫痫的手术方法多样且各有特点，通常可分为切除性手术、离断性手术、神经调控性手术、微创手术等。医生需要根据详细的术前检查以及多学科合作讨论，来确定合适的手术方案。

1. 切除性手术

通过精确切除导致癫痫的病灶，显著减少发作次数，同时医生尽可能减少对周围正常组织的损伤，保障患者肢体活动和其他功能不受损伤。

2. 离断性手术

如脑叶离断、胼胝体切开或大脑半球离断等，可通过阻断异常放电的传播路径，切断或减少癫痫异常放电的扩散，有效减少发作强度和频率，以期达到治疗的目的。

3. 神经调控手术

这是一种创新方法，为癫痫患者开辟了新的治疗途径。通过设备（植入或非植入体内）发送电信号（或磁信号）刺激脑部特定区域，调整或平衡脑部放电活动，不仅减少发作，还改善患者生活质量。神经调控治疗的颅外神经刺激，如迷走神经刺激术，通过刺激迷走神经来调控脑内活动，进而减少癫痫发作。颅内直接刺激则直接刺激脑内的特定核团，利用电刺激来精确调控脑部活动，达到控制癫痫的效果[16]。

4. 微创手术

随着科技的不断进步，微创手术如机器人辅助神经外科手术已成为现实。我们可以使用颅内电极，通过电流的热效应，或者使用激光等手段，在磁共振成像的实时监控下，精准破坏导致癫痫的局部脑组织或放电区域。这种手术对患者的创伤较小，显著缩短了手术时间，还大大提高了手术的精准性和安全性，为患者带来了更好的治疗效果和更快的康复。

这些手术方法共同构成了癫痫治疗的重要手段，为患者带来新的希望和根治癫痫的机会。总的来说，癫痫的治疗是一个综合的过程，需要根据患者的具体情况选择合适的治疗方案。随着医学技术的不断进步，我们相信未来会有更多创新和有效的治疗方法问世，为癫痫患者带来更好的生活质量。

九、 癫痫须知

 癫痫患者须知

亲爱的癫痫患者们，为了更好地管理您的病情[17]，请您牢记以下几点：

1. 正规诊治，请遵医嘱： 请务必选择正规的医疗机构进行诊断和治疗。请严格遵守医生的建议和用药方案，定期复查，确保按时按量服用药物。

2. 维持健康的生活习惯： 保证充足的睡眠和规律的饮食，这对稳定病情至关重要。

3. 注意饮食和生活禁忌： 尽量减少食用可能刺激大脑皮质或引发兴奋的食物和饮品，如禁烟戒酒，避免引用浓咖啡及浓茶等。蒸桑拿等缺氧的环境可能会诱发癫痫发作，也需要尽量避免。

4. 运动及出行选择： 在癫痫尚未完全治愈之前，请避免参与过于刺激的运动，如蹦极、游泳等，以免发生意外。避免独自去水边、容易坠落的高处等，严禁驾车。

希望每一位癫痫患者都能积极配合治疗，保持良好的生活习惯，共同迎接更好的未来！

癫痫患者家属须知

作为癫痫患者的家属，您在患者康复的过程中起着至关重要的作用。以下是一些您需要了解的事项，以帮助您的家人更好地管理癫痫病情：

1. 陪伴与支持： 给予患者持续的陪伴和情感支持，帮助他们建立积极的生活态度，增强战胜疾病的信心。

2. 协助就医： 帮助患者建立定期就医的习惯，确保他们按时复查，与医生保持紧密沟通。

3. 学习基本知识： 了解一些基本的癫痫知识，包括癫痫发作时的救护措施，以便在紧急情况下能够给予患者适当的帮助。

4. 关注情绪变化： 密切观察患者的情绪波动，提供必要的心理支持，帮助他们保持情绪稳定。

5. 培养患者独立能力： 在保护患者的同时，也要注重培养他们的独立能力，让他们逐渐适应正常生活。

6. 记录发作情况： 主动了解并记录患者的发作规律、过程及表现，为医生提供详细的信息，有助于调整治疗方案。

7. 与医生沟通： 与医生保持良好的沟通，及时反馈患者的病情变化和治疗效果，共同制订最合适的治疗方案。

通过您的关爱和支持，相信您的亲人能够战胜癫痫，重获健康与快乐！

 路遇癫痫须知

当您在路上遇到癫痫患者突然倒地、四肢抽搐、口吐白沫时，请保持冷静并采取以下措施[18]：

1. 避免围观： 尽量避免过多的人围观，保持周围空气流通，为患者创造一个相对安静的环境。

2. 正确安置患者： 轻轻地将患者平放，使其头部偏向一侧，以便嘴里的分泌物或呕吐物能够顺利流出，避免堵塞呼吸道。

3. 避免强行干预： 遇到抽搐的患者，切勿强行按压或掰直患者的肢体，以免造成骨折等二次伤害。

4. 保持呼吸道通畅： 松开患者的衣领，确保呼吸道畅通，避免窒息。不要向患者嘴里放置任何物品。

5. 检查意识： 检查患者是否清醒，了解其基本信息，如有可能尽快通知其家人。

6. 拨打急救电话： 如果患者情况严重或需要专业医疗救助，请及时拨打急救电话，等待医护人员的到来。

通过以上措施，您可以为癫痫患者在紧急情况下提供及时的帮助，确保他们的安全与健康。

十、编者寄语

你拥有和其他人一样的权利及追求快乐和成功的机会。癫痫病虽然给你带来不便，但请勇敢面对，不要因此而感到羞耻。记住，你不是单独一人，家人和医生都会支持你。到正规医院去诊治，遵医嘱定期复查，注意生活质量，你就能很好地控制病情。不要让这个病限制自己的梦想。在继续学习和工作的同时，也要照顾好自己的身心健康，社会上还有很多像你一样的朋友，可以联系他们，彼此沟通支持。相信只要你有勇气面对癫痫，癫痫就不会成为你前进的障碍。加油，相信自己，你一定能过得更好。

让我们大家一起来关爱癫痫患者，一起向未来！

参考文献

[1] Gilligan B. Epilepsy. Aust Fam Physician, 1979, 8(2): 179-194.

[2] Manford M. Recent advances in epilepsy. J Neurol, 2017, 264(8): 1811-1824.

[3] Falco-Walter J. Epilepsy-definition, classification, pathophysiology, and epidemiology. Semin Neurol, 2020, 40(6): 617-623.

[4] Pack AM. Epilepsy Overview and revised classification of seizures and epilepsies. Continuum (Minneap Minn), 2019, 25(2): 306-321.

[5] Perucca P, Scheffer IE, Kiley M. The management of epilepsy in children and adults. Med J Aust, 2018, 208(5): 226-233.

[6] Valton L, Mascott CR. What is the role of neuropsychological testing in the investigation and management of pharmacologically intractable partial epilepsy? Rev Neurol (Paris), 2004, 160 (Spec No 1): 154-163.

[7] Ho SS, Kuzniecky RI. Algorithm on the clinical evaluation of epilepsy. J Neuroimaging, 1997, 7(4): 236-241.

[8] Chen H, Koubeissi MZ. Electroencephalography in Epilepsy Evaluation. Continuum (Minneap Minn), 2019, 25(2): 431-453.

[9] Xiao F. Identification of different MRI atrophy progression trajectories in epilepsy by subtype and stage inference. Brain, 2023, 146(11): 4702-4716.

[10] Knowlton RC, ShihJ. Magnetoencephalography in epilepsy. Epilepsia, 2004, 45(Suppl 4): 61-71.

[11] Dupont P. Multi-modal imaging in epilepsy: SPECT and PET. Jbr-btr, 2008, 91(6): 258-261.

[12] Niu N, Xing H, Wu M, et al. Performance of PET imaging for the localization of epileptogenic zone in patients with epilepsy: a meta-analysis. Eur Radiol, 2021, 31(8): 6353-6366.

[13] Bulacio JC, Chauvel P, McGonigal A. Stereoelectroencephalography: Interpretation. J Clin Neurophysiol, 2016, 33(6): 503-510.

[14] Aucamp AK. The pharmacological treatment of epilepsy. S Afr Med J, 1979, 56(15): 593-599.

[15] Liu Z. The surgical treatment of intractable epilepsy. Stereotact Funct Neurosurg, 2000, 75(2-3): 81-89.

[16] Ryvlin P, Rheims S，Hirsch LJ，et al. Neuromodulation in epilepsy: state-of-the-art approved therapies. Lancet Neurol, 2021, 20(12): 1038-1047.

[17] Bradley PM, Lindsay B, Fleeman N. Care delivery and self management strategies for adults with epilepsy. Cochrane Database Syst Rev, 2016, 2(2): Cd006244.

[18] Beran RG. First aid in epilepsy. Med J Aust, 1985, 143(12-13): 635-636.

请扫码观看专题讲解视频

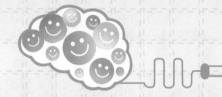

11 机我者，脑也！

柴旭斌（中国科学院生物物理研究所）

人类对于脑科学的研究可以追溯到几千年前，东方的古籍中有记载：《说文匕部》说，头髓也，从匕。匕，相匕箸也。《灵枢海论第三十三》说，脑之海，其输上在于其盖，下在风府。《嵩山太无先生气经》说，泥丸，脑宫也，上附于脑盖而养发，下至脑后风府之部而与脊髓相连接。《金丹集成金丹问答》说，所谓头者，乃指脑也，脑居于头骨腔内，头骨腔内舍脑，固俗称头为脑壳。《本草纲目木之一辛夷》说，脑为元神之府。

而西方国家在 1865 年便开始了开颅术。法国哲学家勒内·笛卡尔提出："我思故我在。"在几千年前，先辈们对于大脑的解剖和结构已经有了初步认知。而现代社会人类对大脑奥

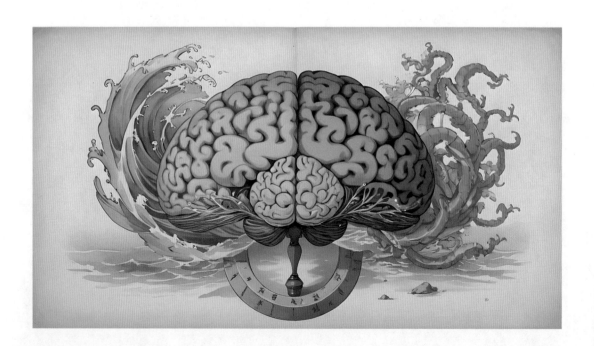

秘的探索也从未停歇，通过计算机断层扫描（computed tomography，CT）、磁共振成像（magnetic resonance imaging，MRI）、正电子发射体层成像（positron emission tomography，PET）-CT、PET-MRI、脑电图、脑磁图、近红外脑功能成像等检查手段，人类对于大脑内部结构和功能的探索从一无所知到逐渐揭开大脑的神秘面纱，从传统解剖结构到功能开发，再到现在脑机接口腾空出世。人类大脑拥有至少 1000 亿个神经元，这些神经元又与 1015 个神经连接，复杂相连的神经首尾相接，总长度超过 18 万公里。如此复杂

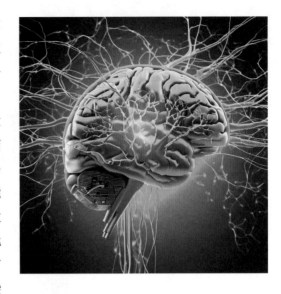

的网络让人类拥有了智慧。探究大脑成为了全世界科学家努力抵达的"终极归属"。

脑机接口技术，即脑、机、接口三者的结合，通过适当的接口技术来读取大脑的信息，并操控外部设备的动作。

脑机接口的工作原理是通过脑电设备采集脑电波的信号，并对信号进行特征提取和分类判断，从而做到信号输出，发出号令以实现大脑的基本功能，最终触发反馈信号。脑机接口的研究有很长的发展历程：1929 年德国精神病学家汉斯·贝格尔（Hans Berger）先生发表的第一篇有关脑电图的文章，开启了人类对大脑活动的研究历史[1]；1973 年美国加州大学洛杉矶分校的雅克·维达尔（Jacques J. Vidal）先生首次提出了"脑机接口"的构想[2]；2009 年，美国南加州大学的西奥多·伯格（Theodore Berger）研究团队将脑部海马区的神经芯片植入大鼠脑内实现了脑功能假体植入[3]；2019 年 7 月，马斯克（Elon Reeve Musk）旗下的 Neuralink 公司发布了该公司研发的第一款脑机接口（Brain Computer Interface，BCI）系统，从此开启了脑机接口的新纪元。

脑机接口目前有两种方式，第一种是非侵入式脑机接口：通过粘贴电极芯片，从头皮采集神经元的信号。第二种是侵入式脑机接口，简称为"芯脑同志"：将电极芯片装进大脑以实现脑电波信号的高效采集，这种方式采集到的信号能更贴近神经元的真实信号。脑机接口的发展可以分为三个阶段：第一个阶段指 interface，即接口（目前还在初级阶段），通过它可以获取大脑活动的基本信息。第二个阶段指 interaction，即交互，脑机接口将刺激人体释放生长激素（human growth hormone，hGH），促甲状腺激素（thyroid-stimulating hormone，TSH）和促肾上腺皮质激素（adrenocorticotropic hormone，ACTH）等化学物质，修复大脑问题，治疗老年痴呆症、帕金森病等神经功能疾病。第三个阶段指 intelligence，即脑机智能，脑机接口将增强人类大脑的能力，提升记忆、语言、思维、情绪等人脑高级功能。

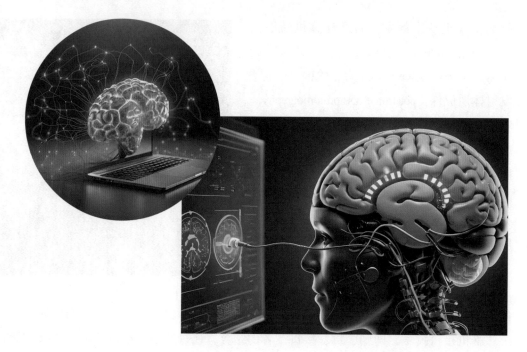

人脑与脑机接口的算力比较：脑机接口目前还处于较低水平，虽然近年技术有所进步，但人脑在处理信息的速度和复杂性上仍然占据优势。脑机接口有潜力替代人类在某些特定任务上的能力，如人脸识别、运动控制、语言交流等。通过直接连接大脑和外部设备，可以实现更高效、更精确的控制和交互。脑机接口替代人类面临着许多挑战和限制，包括技术难题、伦理问题以及对人类自由意志的影响等。解决这些问题需要综合考虑技术、法律和社会等多个方面的因素。

我们现在的医学正在从"单医模式"向"医工交叉"的模式融合。理工科发展提供技术支持，外科医生在多模态融合影像下手术，屏幕上可以显示更加精确的脑部结构、毗邻关系，提高手术的精准度，使患者得到更大的获益。同时，机械臂在最小距离的判断等方面相较于人类有更强的精度（如达芬奇机器人），在神经外科手术等领域有巨大发展前景。伴随着技术的不断进步，手术方案的迭代，大量的数据输入有助于探寻更加合适的手术方案，而这个探索的过程也离不开医生的手术经验。

目前，对于脑机接口的研究正在向前迈进，一只 9 岁的恒河猴通过脑中植入芯片记录神经元放电，可以完成用意念打乒乓球。此外，通过在不同动物大脑中植入芯片，可以获得各自的脑电波模型，这种研究方式可以避免体表放置跟踪器的脱落等问题，对于动物研究有着重要价值。脑机接口拥有着广泛的应用领域和发展前景：在医疗领域，脑机接口可以帮助患有神经系统疾病的患者进行神经功能康复，如帕金森病、癫痫等，通过直接与大脑交互来改善症状，提高生活质量。例如，对于帕金森患者来说，当迈步困难发生在斑马线中央时，患者本身会面临危险，也会受到不明所以的车辆驾驶人等的谴责或谩骂，脑机接口便可以帮助患者避免这样的危险发生。再例如，癫痫患者发生神经元异常放电时，植入的脑机接口便于诊断癫痫灶的具体位置，有助于医生的后续诊断。另外，通过刺激迷走神经，脑机接口也可以达到控制癫痫发作的目的。在教育领域，脑机接口技术有望改变传统教育模式，通过直接读取和解析大脑信息，实现个性化教学，提高学习效果。在这种教学方式中，往常难以记忆的内容可以通过芯片植入大脑，因此传统教学模式将会受到改变。在虚拟现实中，脑机接口技术可以与虚拟现实技术结合，使用户能够通过思考来控制虚拟环境中的角色和物体，提供更加沉浸的游戏体验。在游戏娱乐中脑机接口将玩家的思维直接转化为虚拟现实中的动作，使得虚拟现实体验更加真实和有互动性。同时脑机接口也可以帮助音乐家直接通过思维创造出音乐，为音乐创作提供了全新的可能性。

因交通事故或种种疾病而瘫痪在床的患者可能将从脑机接口获益。在未来，我们可能通过脑机接口来改善运动功能。对于肢体残疾人士，脑机接口技术可以将大脑的运动指令直接传递到假肢或外骨骼装置上，通过外骨骼来代偿部分功能，帮助他们恢复部分运动功能，提高生活质量。对于视觉障碍人士，可以将芯片植入枕叶皮质，满足部分视觉中枢的需求，重新建立视觉的传导通路，视神经形成视交叉后延为视束，再向后至外侧膝状体，视辐射经内囊后肢终止于枕叶皮质，我们可以借助外部设备接受和解析大脑的视觉信号，从而实现对周围环境的感知和理解。对于语言障碍人士，脑机接口技术可以帮助他们把思维转化为语音或文字，实现与外界的有效沟通，提高社交能力和自信心。对于听力障碍人士，脑机接口可以通过植入电极，替代神经元的功能，听觉信息经过耳蜗神经核发出纤维形成外侧丘系，至下丘、内侧膝状体，进入颞叶的初级听觉皮质和次级听觉皮质。伴随着科技的发展，我们能够刺激的人脑部位从一个点、一个区域可以逐渐向片状或是网络状发展，建立其立体结构和功能。在大脑每个信息处理的关键节点都放入脑机接口，无论哪个环路出现问题，都可以通过整体调控重新建立大脑功能。

我们正在关注出现神经功能障碍后的患者怎么改变生活方式，以获得想要的神经功能。在传统的康复方式里需要患者通过运动训练进行康复，患者依从性差，这时就需要患者强大的意志力，然而这种方式周期长，效果较差，需要大量的训练与陪伴。而在脑机接口时代，高级神经功能损伤患者、渐冻症患者、脑卒中后遗症患者等可以通过脑机接口实现外骨骼行走、使用机械臂自行进食饮水等，随着科技发展，患者可能将恢复生活能力。而对于脑瘫患者，可通过脑机接口对肌张力进行放松。借助脑机接口的读取，如霍金这样的渐冻症患者可以表达自己的思考，进行自己的研究，患者在生活之外也可以借助脑机接口获得精神

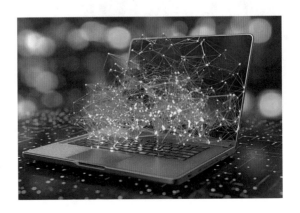

满足。在脑机接口的帮助下，瘫痪患者可以逐渐脱离轮椅，开始尝试站立甚至行走和奔跑，重新开启人生篇章。甚至我们可以幻想在不远的将来，会出现脑机接口者的运动比赛，在脑机接口的训练下，人类可能可以进一步突破人体极限。脊髓损伤的患者可能通过脑机接口对脊神经的刺激，恢复下肢功能，恢复自主排便、排尿。

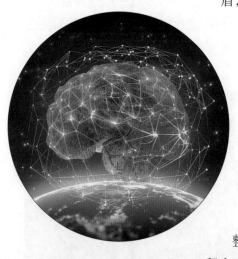

面对脑血管疾病，我们会使用支架重建脑部血流，保障远端供血，以达到治疗缺血性脑卒中的目的。对于帕金森患者，目前我们会采取服药的治疗措施，或放置脑深部神经刺激装置，这种装置可能放在丘脑底核或苍白球的位置，在这些位置重新建立神经网络，释放多巴胺等神经递质，恢复大脑功能和保持神经内分泌功能的平衡。当患者同时患有上述两种疾病时，我们可以在支架的节点处用芯片替代，这些芯片可以替代深部刺激器的植入，这样的融合可以同时治疗两类疾病。例如阿尔茨海默病和帕金森病就可以通过这样的方式同步治疗。

也许在不久的将来，大脑的所有脑区、核团都可以被机械替代，因为这些部分都有可能退化，包括视神经等。当所有机能退化时，如果大脑被机械替代，那么我们应当怎样去体现世界观、人生观、价值观？人脑的高级功能是在与外界社会的沟通交流中逐渐构筑起来的，但是当我们使用机甲大脑，在需要切换语言时，我们可以直接将与语言有关的脑区替换为不同语言对应的模式，而在枕叶的中枢可以输入我们想要看到的任何事物。我们可以人为构造出机甲大脑的思维模式和价值观念。

这样的价值观念就可能会与现在的人类价值观念产生矛盾，正如我们常常在电影中看到的与人类为敌的机器人。在人类的思维方式中，情感占据极大的部分，情感的传承对于人类十分重要。对于机甲大脑而言，思维则是程序化的，注定与人工智能产生连接，是可能通过迭代自我进化而不需要人类帮助的。在这样的迭代之后，人工智能的自我进化是很可能超越人类的，它们可能拥有人类所拥有的种种功能并进行自我繁衍。在这种情况下，人类的未来将可能走向灭亡。自我迭代后的人工智能可能会发展自己的文明，消灭人类，乃至整个太阳系。现在的人类既想要发展科技，又想要保留自己的文明与文化。我们需要整体把握脑机接口发展的

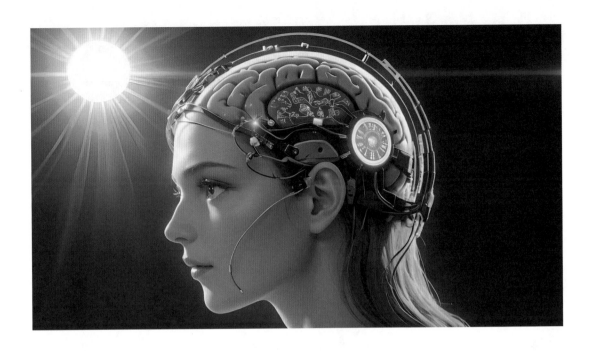

度，需要科学规律的发展，而不能让它脱轨。通过脑机接口，我们可以避免疾病、治疗疾病，但是除去医疗以外，我们还需要考虑科技发展的方向。

在未来的世界里，人类将迈向一个超越想象的新纪元。我们将不再是孤立的个体，而是与技术相融合的全新生命形态。在这个未来世界中，人脑不再是一个孤独的存在，而是与先进的神经网络相连接，构成了一个巨大的智慧网络。

我们将充分利用"脑之手"，与这些智慧网络共同进化、共同生存。我们的大脑将成为超级计算机的核心，我们的思维将与虚拟现实相交融，创造出前所未有的惊人体验。在这个未来世界中，科技不再是我们的工具，而是我们的伴侣，与我们共同探索宇宙的奥秘，解开生命的谜题。我们可以利用科技的力量，将人脑的潜能发挥到极致，超越人类历史上的任何辉煌时刻。但是，我们必须警惕科技失控的可能性。在这个未来世界中，我们必须时刻保持警惕，确保人类的智慧不被技术所束缚，确保科技的发展符合人类的价值观和生命观。

因此，"执脑之手，与脑偕老"不仅是我们对未来的憧憬，更是我们对科技发展的一种责任担当。在未来世界中，我们必将创造出一个更加美好、更加繁荣的人类新纪元。

参考文献

[1] Zeidman LA, Stone J, Kondziella D. New revelations about Hans Berger, father of the electroencephalogram (EEG), and his ties to the Third Reich. Journal of Child Neurology, 2014, 29(7): 1002-1010.

[2] Vidal JJ. Toward direct brain-computer communication. *Annual review of Biophysics and Bioengineering*, 1973, 2(1): 157-180.

[3] Berger TW, Song GA, Chan RH, et al. Role of the hippocampus in memory formation: restorative encoding memory integration neural device as a cognitive neural prosthesis. IEEE pulse, 2012, 3(5): 17-22.

请扫码观看专题讲解视频

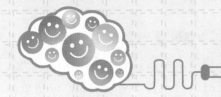

12 智能机器人，你了解吗？

李阳，张晓衡（北京航空航天大学）

一、发展现状及背景

机器人技术的持续发展正逐步渗透到各个领域。机器狗的出现曾一度引起广泛关注。现在，无论是在工业制造、家庭服务，还是在航空航天等多个行业，机器人都在发挥着越来越重要的作用[1]。在家庭领域，机器人能够提供清洁、陪伴、教育等多种服务；在健康领域，机器人已经能够模拟人类的体温和呼吸，为各种场所提供服务；在娱乐和航空航天领域，机器人的应用同样具有重要意义。随着大数据、云计算和新一代人工智能技术的快速发展，智能机器人在各行业的应用得到了极大的推动。3D打印和人工智能技术为机器人走进家庭、科研和国防领域提供了有力支持。特别是在无人机、智能驾驶和家政服务等方面，机器人已经成为现实生活中的重要组成部分，部分人工智能机器人已经具备了较高的自主思维和学习能力。机器人能够为各行各业提供巨大的便利，包括研发、制造和应用等方面，其发展水平也已经成为衡量一个国家科技创新和高端制造业水平的重要标志，有非常好的应用前景[2]。

人形机器人，作为当前科技领域的前沿议题，其核心理念在于模拟人类的思维活动以及交流方式，进而为人类提供多样化的服务，这一理念在人类对于自身精神层面的认识具有重要的价值。

人类大脑作为目前已知最高级的认识器官，可分为多个功能区域[3]：其中，运动功能区负责控制人体的运动能力，如行走、活动等；认知功能区则与人类的对话交流及高级认知功能密切相关；语言区负责语言表达与理解；情感区则涉及人类的情感体验与情感调节；视觉区是人脑与外部世界交流的主要窗口，负责处理视觉信息；感觉区也扮演着重要角色，负责感知外部刺激。了解这些大脑的主要区域对于智能机器人领域的研究具有重要意义，因为智能机器人需要模仿人类大脑的功能，以实现与人类的自然交流以及适应外部环境，并推动人类发展。在此过程中，我们探讨了机器人与人类之间的交互，特别是大脑与计算机、机器人之间的结合，这被统称为脑机接口。脑机接口能够实现大脑与机器之间的双向交互协同，对于人机交互在军事、科研、生命健康等领域的应用具有重要意义。

从图1可以看到人脑不同功能区域之间的协同作用。这种协同作用离不开对大脑认知的深入了解。图1展示了不同功能区域，比如在认知过程中这些功能区之间需要相互协作。人工智能技术在这方面发挥着重要作用，它能够帮助我们理解、发现和揭示大脑活动之间的主要关系。在21世纪，我们正处于信息化、智能化的时代，也是智能制造的时代。对于推动这一发展，脑科学与人工智能的充分结合并通过大脑采集有效信息至关重要。

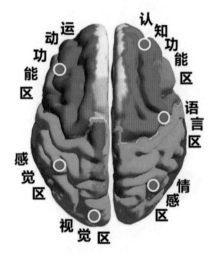

图1 人脑功能区划分示意图

脑科学研究领域采用了一种高级的技术手段，即通过头部佩戴的传感器来捕捉大脑活动数据，被形象地称为"思维探索帽"。这种设备在科研和家庭环境中均有应用。传感器与大脑接触后，能够实时监测神经活动，并分析这些活动与外部环境因素之间的关系。例如，当个体出现情绪波动时，这种设备能够精确识别出情绪变化的区域，并通过外部干预手段进行调整。此外，该设备还能检测大脑信号的异常情况，并与智能机器人进行交互。这项技术的起源可以追溯到1924年。德国科学家汉斯—白格尔（Hans Berger）首次发现并准确描述了人脑的电活动，即脑电图。这一发现为后来的脑机交互研究奠定了基础，也标志着人类对大脑活动的探索进入了一个新的时代。

脑机接口（brain machine interface，BMI）的研究始于20世纪70年代，这种脑机之间的交互方式为改善个体的健康状况提供了有效支持。脑科学与智能机器人的结合为研究者提供了一种新的途径，以深入了解大脑活动的奥秘，并推动健康科技的发展，它标志着人类开始尝试理解和利用大脑与外部环境之间的直接交流。1973年，美国加州大学洛杉矶分校的雅克·维达尔（Jacques J. Vidal）教授提出了脑机接口的概念，为非植入式脑机接口系统的开发奠定了基础。随后的几十年里，随着神经科学、计算机科学和工程技术的飞速发展，脑机接口技术逐渐成熟，并在多个领域取得突破性进展。

在临床应用方面，脑机接口技术在神经学、康复医学和医学工程等领域发挥了重要作用。例如，在神经学领域，脑机接口技术可以帮助医生准确诊断脑部疾病，如癫痫、帕金森病等，并通过实时监测患者的脑电信号，为治疗提供有力的支持；在康复医学领域，脑机接口技术可以帮助患者恢复运动功能，提高生活质量。通过解码大脑运动皮质的信号，脑机接口系统可以驱动外部设备，如机械臂、假肢等，帮助患者完成日常生活中的动作[4]。

此外，脑机接口技术还在医疗机器人、虚拟现实和增强现实等领域得到了广泛应用。通过结合先进的传感器和算法，脑机接口系统可以实现更精确、自然的交互方式，为患者提供个性化的治疗方案和康复体验。随着技术的不断进步和应用领域的拓展，脑机接口有望为人类健康和生活质量的提升发挥更大作用。

在21世纪，随着计算机处理技术和算力的提升，服务器性能得以改进，生物信息采集数据方法的进步，脑机接口技术得以迅速发展。通过脑机接口技术，人们可以直接通过脑信号控制计算机和其他终端设备。这一技术的发展与需求、应用场景以及人工智能技术、高性能服务器计算平台紧密相连。近几年，加拿大的研究团队成功通过脑机接口技术帮助残疾人控制机器人，这一成果被称为脑控机器人。在智能机器人的应用中，人的认知和机器人之间的交互至关重要。此外，脑机接口技术在不同场景中有着广泛的应用，其中包括军事领域和临床需求。

在军事领域，士兵在长时间作战中可能会感到疲倦，而大脑认知的个体化差异也较大。为了满足这些需求，研究人员开发了单兵作战场景下的多模态情感识别虚拟现实系统。该系统旨在通过训练来提高士兵的作战能力和兴奋程度，特别是在情绪不佳时的状态激活能力。

脑机接口技术在临床需求中也具有重要意义。据统计，全球有数亿患者患有抑郁症、自闭症、帕金森、精神分裂症和癫痫等脑疾病。此外，每年还有大量新发病例。这些脑疾病的死亡率占所有疾病死亡率的1/4以上。然而，目前这些疾病的治疗机制尚不完全清楚，在临床实践中，缺乏针对性的治疗手段。

为了应对这一挑战，各国纷纷提前布局，力图在疾病早期阶段就能进行识别与干预，以提高治疗水平。在研究方面，国家规划强调了深入探索疾病的发生与发病机制。只有明确了疾病的发病机制，才能为临床在开发新药和有效治疗方法方面奠定基础。此外，加强预防、诊断和治疗重大脑疾病的研究也具有重要意义。这些研究不仅有助于提高患者的生存质量，还能为公共卫生政策的制定提供科学依据[5]。

值得注意的是，脑疾病不仅会对患者的身体健康造成严重影响，还会导致其认知功能受损。以脑卒中患者为例，他们可能会失去对认知的控制，导致各种异常状态。这些异常状态可能会影响患者的日常生活和社会功能，甚至可能导致他们无法理解和遵守法律。我国现有脑卒中患者数量已超过2800万，且每年新增患者数量达1000万，患者数量在全球占据首位。神经重塑性的困难在于，目前尚未找到一种有效的方法来恢复受损神经元的功能。这可能是因为目前对神经元功能连接的机制了解不足，所以深入研究神经元功能的连接机制是开发新的治疗方法的重点课题。

对于脑疾病的成因，首先考虑是遗传因素，但具体机制尚未明确。脑疾病患者的发病形式多种多样，可能涉及大脑活动的异常状态，即活动区域不固定，导致发病位置也不确定。这种复杂性使得脑疾病的诊断和治疗变得极具挑战性。脑疾病的发作频次和表现形式因人而异，受年龄、生活环境、心理状况等多种因素影响。例如，抑郁症等精神疾病可能与脑疾病的发作有关，同时患者还可能患有其他疾病，如糖尿病等，这些都会增加诊断的难度。在临床实践中，尽管部分脑疾病患者可以通过药物治疗得到控制，但仍存在许多挑战。例如，药物治疗的依从性问题以及耐药性问题均会导致治疗效果下降。此外，寻找有效的治疗方法也是一大挑战，部分患者的疾病复发率高，且缺乏特效药物。

在思维模式和认知偏差方面，脑疾病患者的治疗也存在困难。例如，一些患者可能无法坚持规律服药，导致疾病反复发作。这使得通过外界刺激调节大脑异常状态的治疗方法显得尤为重要。因此，脑疾病的诊断和治疗需要临床医生和科研人员的深度合作，通过调节大脑异常状态等方法，以期找到更有效的治疗方法。在这一过程中，面临的问题仍然很多，需要不断地研究和实践来逐步解决。

二、智能机器人基本内涵

随着社会技术的发展与进步，智能机器人应运而生，通过添加与人类相似的"大脑"，可以从简单的机械执行者逐渐进化为具备认知能力的实体[6]。这些机器人不仅拥有传统的运动功能，更融入了模拟人类大脑的智慧元素，使它们能够与人类进行更为复杂和深入的交互。例如，智能机器人可凭借其高度智能化的特性，在多个领域，如作战、临床治疗等，都展现出了巨大的应用潜力。尽管它们已经能够进行自我控制，但相较于人类，这些机器人仍然缺乏如心脏和四肢等真实的生理结构。机器人依赖于先进的传感器技术，如视觉、听觉和触觉传感器，来感知和理解周围的环境。这些传感器使得机器人能够模拟人类的感知功能，进而理解人类的语言和指令。通过与人类大脑的互动，智能机器人得以在更高层次上理解并响应人类的需求和意图。在这一进程中，脑控技术起到了关键作用[7]。作为认知科学的一个重要分支，脑控技术的研究人员致力于解析大脑的认知活动并将信息解码，以实现对外部设备的控制。这项技术的目标是揭示大脑智能的本质，从而促进人机之间更为自然和高效的交流。

曾经一例瘫痪患者通过脑控技术成功完成世界杯首个足球动作的事件引起了广泛关注。这背后的原理是利用了先进的脑机接口技术，该技术通过使用脑电传感器采集患者的脑电信号（包含了患者想要站立和踢球的意图），即大脑活动产生的电信号，并在计算机系统内通过使用人工智能技术对接收到的脑电信号进行解析和识别。随后，这些解析后的指令被传输到下肢的运动装置上，使瘫痪患者能够完成踢球动作。这一案例不仅展示了脑机接口技术在医学领域的潜在应用场景，也为我们提供了新的探讨大脑与外部世界交互的视角与方式。通过脑电信号与计算机系统的交互，大脑能够将自身的意图转化为实际的动作，实现对外部世界的控制，原理如图 2 所示。这一技术对于康复医学领域尤其是因神经系统损伤而导致运动功能障碍的患者具有重要意义，通过脑机接口技术，这些患者有可能重新获得对肢体运动的控制能力并因此提高生活质量。以此类推，这一技术还可以应用于其他领域，如通过大脑信号控制智能家居设备、辅助残疾人进行日常生活等。这些应用都体现了脑机接口技术在实现大脑与外部世界交互方面的巨大潜力。

　　脑机接口作为现代科技的重要分支[8]，在众多行业中展现了广泛的应用潜力。其核心功能主要可概括为三类：读取、写入以及双向闭环操作。

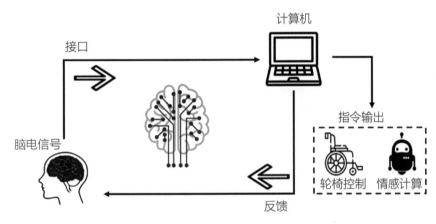

图 2　脑机接口原理示意图

读取功能

　　读取功能，也就是记录大脑信号，例如通过读取大脑的电信号或血氧信号来检测神经活动。脑机接口通常可分为非侵入式和侵入式，其中侵入式又可分为半侵入式和植入式。非侵入的技术主要通过体外佩戴脑电帽，将传感器贴在用户的头皮上以捕捉大脑的电活动，主要以脑电图（electroencephalogram，EEG）为代表。非侵入式脑电检测的优势在于无创伤、低成本与可广泛应用，目前 EEG 已成为癫痫诊断的金标准，也应用于神经功能的治疗、电动轮椅或机械臂的控制。然而，由于外界干扰和脑活动本身的复杂性以及颅骨对高频信号的拦截作用，这种信号采集和识别的方式往往面临较大的挑战。侵入式脑电检测主要通过采用神经外科手术方法放置采集电极，从而直接在大脑皮质内采集脑电信号，该技术的采集路径短，信号受干扰较少，采集到的脑电信号更高，但技术难度大，临床风险较高且价格昂贵。根据是否植入皮质内或创伤程度，侵入式脑电检测又可进一步细分为半侵入式脑电检测和植入式脑电检测。

写入功能

写入功能刺激方法按工作方式可以分为非侵入式和侵入式，按技术方式可以分为电刺激和非电刺激（图3）。

该技术通过外部设备向大脑发送电、磁、超声等信号或能量，以兴奋、抑制或调节神经信号，从而刺激特定的脑区活动。并可通过向大脑发送特定的电信号以调节异常的脑电活动，如癫痫发作时的异常放电，从而对一些精神疾病进行控制。

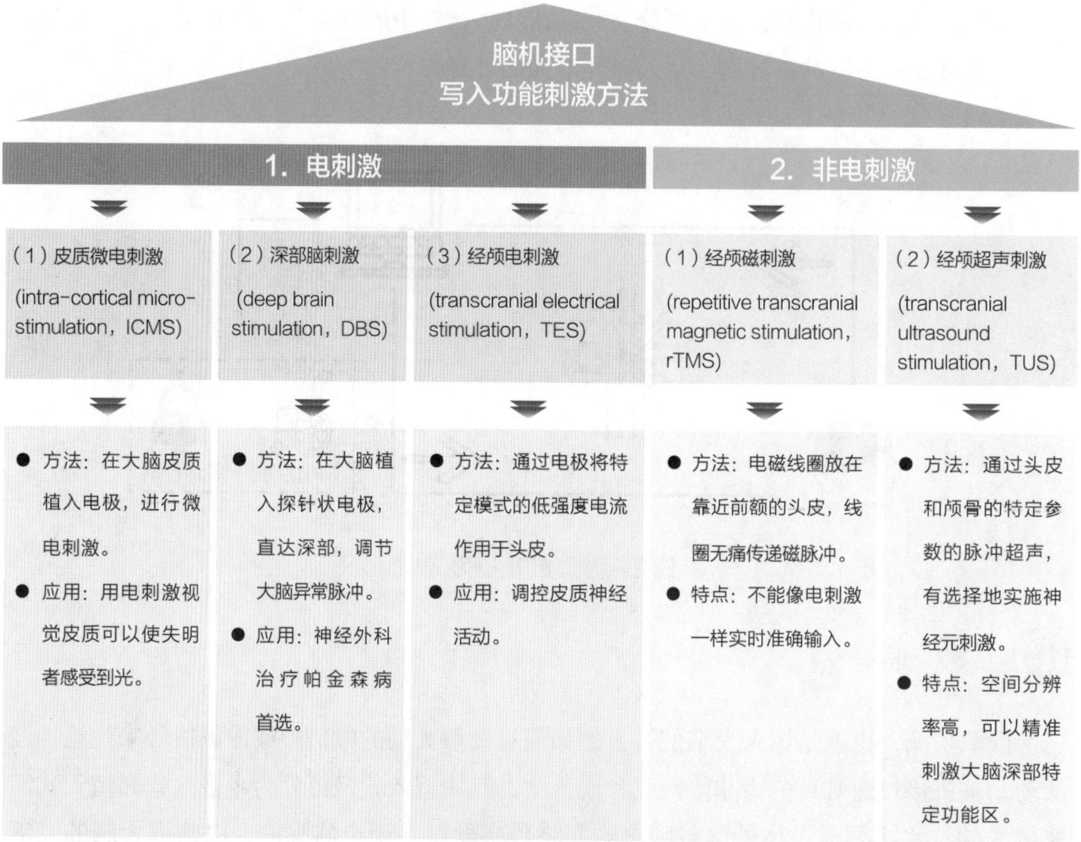

脑机接口
写入功能刺激方法

1. 电刺激			2. 非电刺激	
（1）皮质微电刺激 (intra-cortical micro-stimulation，ICMS)	（2）深部脑刺激 (deep brain stimulation，DBS)	（3）经颅电刺激 (transcranial electrical stimulation，TES)	（1）经颅磁刺激 (repetitive transcranial magnetic stimulation，rTMS)	（2）经颅超声刺激 (transcranial ultrasound stimulation，TUS)
● 方法：在大脑皮质植入电极，进行微电刺激。 ● 应用：用电刺激视觉皮质可以使失明者感受到光。	● 方法：在大脑植入探针状电极，直达深部，调节大脑异常脉冲。 ● 应用：神经外科治疗帕金森病首选。	● 方法：通过电极将特定模式的低强度电流作用于头皮。 ● 应用：调控皮质神经活动。	● 方法：电磁线圈放在靠近前额的头皮，线圈无痛传递磁脉冲。 ● 特点：不能像电刺激一样实时准确输入。	● 方法：通过头皮和颅骨的特定参数的脉冲超声，有选择地实施神经元刺激。 ● 特点：空间分辨率高，可以精准刺激大脑深部特定功能区。

图3 脑机接口写入功能对大脑的刺激方法

 双向操作

双向操作是脑机接口技术中最为复杂和最具有挑战性的一种。它分为开环与闭环两种操作模式。开环操作模式的脑机接口副作用大且效果差，闭环操作模式的脑机接口结合了读取和写入的功能，通过实时分析大脑信号，并根据需要向大脑发送调整信号，以实现记录与实施刺激的协同，从而对神经活动进行精确调控（图4）。

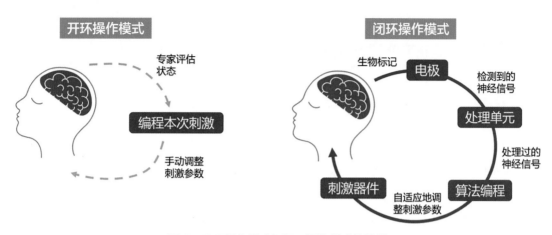

图 4 开环操作模式与闭环操作模式的比较

开环操作模式和闭环操作模式有各自的特点：从开环到闭环的实质即脑机接口与神经调控的结合。开环操作模式需要施加持续 / 固定间歇刺激，副作用大；无法实现个性化刺激，效率低；依赖医生的经验手动调节参数，不精准；能耗高，电池寿命短。而闭环操作模式则是按需刺激，副作用小；可以依据个体脑功能情况实现个性化刺激；实时自适应刺激，更精准；能耗降低，电池寿命延长。

闭环操作模式的脑机接口的工作可以简化为以下流程。首先，通过电极采集大脑信号，这些信号随后被传输到计算机进行神经信号检测。利用先进的处理技术，包括人工智能技术，我们能够解析大脑信号中不同的神经活动模式。基于这些解析结果，算法编程得以生成，并通过编程活动刺激选定的大脑区域。

该过程中，刺激活动的选择是根据个体的具体情况进行的，例如癫痫发作时的电流模式。个体差异造成应用的电流模式可能不同，因此各类刺激参数，如电流频率，也需要进行个体化的调整。例如，对于需要 100 Hz 刺激的患者，直接应用此频率可能导致人体神经损害，而采用较低频率如 20 Hz 的刺激则可能更为安全。

这种读取和写入的过程，结合闭环反馈机制，使我们能够精确地调节大脑活动。通过实时记录和调整刺激方式，协同工作以最终实现高质量的脑活动调控。这也是目前脑机接口技术中读、写和闭环操作极为流行和广泛应用的原因。需要注意的是，这一技术涉及复杂的伦理和安全问题，因此在实际应用中需要谨慎考虑。随着技术的不断进步，有望在未来看到更多关于脑机接口的创新和应用[9]。

总体来说，脑机接口技术的发展和应用，为神经科学研究和人类健康的发展开辟了新的道路。然而，随着技术的不断进步，我们也应关注其可能带来的伦理和社会问题，以确保其健康、可持续的发展。

三、脑机智能研究实践及应用

　　智能机器人的部分应用包括：①脑疾病诊疗：发现脑异常区域；②类脑计算：模拟脑机制来进行计算；③脑功能建模[10]：分析建模大脑异常的位置；④脑机交互：人和人、人和机器人、机器人和机器人之间的交互；⑤癫痫发作预测[11]、脑卒中康复训练、痴呆早期诊断、抑郁情绪调节、孤独症干预、高动态目标识别、特战人员监测等。例如，北京航空航天大学（以下简称"北航"）新一代全数字化飞行器科教协同创新中心模拟舱可以对飞行员进行疲劳监测，及早发现飞行员的疲劳状态并采取措施（图 5），如脑电帽的外部刺激等，这对保障飞行安全、维护飞行员的健康、确保在最佳状态下工作有重要意义。另外，运动想象脑机交互平台在北航的虚拟现实技术与系统国家重点实验室已经完成了系统测试，成果已在央视新闻、新华网进行报道，被列为第四届中国机器人峰会三大亮点之一。虽然这项研究存在的问题还有在人员嘈杂的地方，集中精力去进行想象需要排除外界干扰，需要脑活动的准确性和实时性，但该研究对残疾人康复有重要意义。

　　此外，李阳教授实验室研发的脑控外骨骼康复系统能够帮助患者进行肢体功能的康复训练（图 6），通过监测患者的脑电信号，系统可以实时解读患者的意图和运动意向，促进神经系统的再生和康复，这项研究也投入了首都医科大学宣武医院进行临床验证；北航校医院还应用了多模态特征融合情感交互系统，结合多种感知模态如语音、面部表情、身体动作和生理信号等[12-13]，去准确捕捉用户的情感状态并进行情感分析，最后达到治疗的效果。

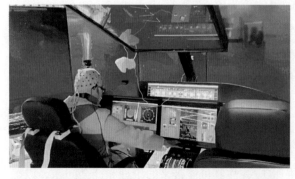
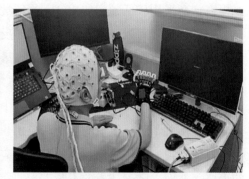

图 5　北航新一代全数字化科教协同创新中心模拟舱　　　　图 6　脑控外骨骼康复系统

四、未来展望

　　脑机接口游戏能够直接将玩家的思维与游戏互动，让玩家获得更加真实和沉浸式的体验。玩家可以在游戏中实现更加自由和个性化的操作，也可以为玩家提供定制化的游戏体验。随着通信网络的发展，远程控制将会进一步发展。从脑电神经信号识别远程控制意图并结合机器视觉实现精细操作的运动决策和规划，可灵活完成各种远程作业的需求，实现脑机一体化远程操作，提高远程作业效率。

　　当然发展智能机器人也可能存在风险。智能机器人只能辅助人，是一种辅助工具，可帮助人类提高工作效率，但不能替代人，在伦理方面不能伤害人类，不能控制人类。其次，根据不同应用场景应当有不同的伦理审批，不能对社会有不良影响和作用。

　　总而言之，智能机器人能够给人类带来更多便利，提高生活水平、健康水平，推动科学发展，最终为人类发展做出贡献。

参考文献

[1] Yuan F, Boltz M, Bilal D, et al. Cognitive exercise for persons with Alzheimer's disease and related dementia using a social robot[J]. IEEE Transactions on Robotics, 2023, 39(4): 3332-3346.

[2] Turner CJ, Oyekan J, Stergioulas L, et al. Utilizing industry 4.0 on the construction site: Challenges and opportunities[J]. IEEE Transactions on Industrial Informatics, 2020, 17(2): 746-756.

[3] Ahmad S, Wu Y, Wu Z, et al. Multifaceted atlases of the human brain in its infancy[J]. Nature Methods, 2023, 20(1): 55-64.

[4] 卢梦琪. 脑机接口技术应用正加速落地 [N]. 中国电子报，2023-06-02（001）.

[5] 黄鑫，代晓阳，尹军祥，等. 重大脑疾病的生物治疗研究现状与展望 [J]. 科技中国，2023（8）：42-47.

[6] 吴昱璇，张凯，陈晨. 基于人工智能技术的儿童陪伴机器人的设计研究 [A]. 中国管理科学研究院商学院，中国技术市场协会，中国高科技产业化研究会，等. 第二十一届中国科学家论坛论文集 [C]. 中国管理科学研究院商学院，2023：7.

[7] Li Y, Zhang XR, Zhang B, et al. A channel-projection mixed-scale convolutional neural network for motor imagery EEG decoding. IEEE Transactions on Neural Systems and Rehabilitation Engineering, 2019, 27(6): 1170-1180.

[8] 赵地，卜刚. 脑机接口信号处理的研究进展 [J]. 电子科学技术，2021（6）：26-32.

[9] Li Y, Liu Y, Cui WG, et al. Epileptic seizure detection in EEG signals using a unified temporal-spectral squeeze-and-excitation network[J]. IEEE Transactions on Neural Systems and Rehabilitation Engineering, 2020, 28(4): 782-794.

[10] Ma Y, Cui W, Liu J, et al. A Multi-Graph Cross-Attention based Region-Aware Feature Fusion Network using Multi-Template for Brain Disorder Diagnosis[J]. IEEE Transactions on Medical Imaging, 2024, 43(3): 1045-1059.

[11] Wang Y, Cui W, Yu T, et al. Dynamic Multi-Graph Convolution based Channel-Weighted Transformer Feature Fusion Network for Epileptic Seizure Prediction[J]. IEEE Transactions on Neural Systems and Rehabilitation Engineering, 2023, 31: 4266-4277.

[12] Sun M, Cui W, Zhang Y, et al. Attention-rectified and texture-enhanced cross-attention transformer feature fusion network for facial expression recognition[J]. IEEE Transactions on Industrial Informatics, 2023, 19(12): 11823-11832.

[13] Sun M, Cui W, Yu S, et al. A dual-branch dynamic graph convolution based adaptive transformer feature fusion network for EEG emotion recognition[J]. IEEE Transactions on Affective Computing, 2022, 13(4): 2218-2228.

请扫码观看专题讲解视频

认知退化的隐藏推手：
我们该如何摆脱失眠的困扰？

学生：毛鑫 [a,b]　刘思宇 [a]　王鸿麒 [a]　指导老师：常丽荣 [a]　武艳 [a]

a. 首都医科大学基础医学院人体解剖学系
b. 北京大学第三医院放射科

随着社会节奏的加快，越来越多的人面临着睡不好觉的问题 [1]。不论是因为工作、学习而被迫减少睡眠时间，还是因为生理或精神等因素影响了夜间睡眠质量，都会导致我们在白天难以进入最佳的工作和学习状态，其中最为困扰我们的就是记性变差了和反应变迟钝了（图 1）。大量证据已经表明，长期的睡眠质量下降或睡眠时间不足均可损害大脑记忆加工功能 [2]，并可增加痴呆发生的风险 [3-4]。

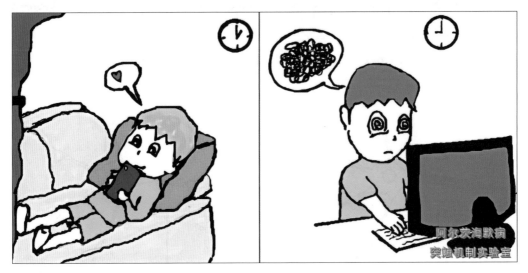

图 1　睡眠不好影响白天工作和学习状态

一、睡眠对于认知的作用

睡眠占据了我们人生近 1/3 的时间，发挥着重要的生理作用，尤其对于我们的认知、学习及记忆等功能具有重要影响[5]。一个人的夜间睡眠，一般会从浅睡眠阶段到深睡眠阶段，再到浅睡眠阶段和产生梦境的阶段，之后再从浅睡眠到深睡眠的一个反复循环的过程（图2）。通常每晚需要经历 4~5 个睡眠周期。而在不同睡眠阶段中，大脑的神经元也在发生着不同的改变，这对于稳固我们的记忆是至关重要的[6]。神经元是我们大脑中发挥功能最主要的细胞，它们依赖突触进行联系和信息的传递（图2）。在深睡眠的过程中，我们大脑的神经元会新生成许多突触来增加神经元之间的连接；而到了做梦（快速眼动睡眠）的时候，那些神经元的突触又会进行选择性地修剪，从而使我们白天中获得的各种信息得以记忆或遗忘，进而优化神经元之间的信息沟通。尤其值得注意的是，经过神经元的这些形态结构改变之后，我们白天所获得的大量重要信息，会在睡眠过程中得以进一步的巩固和加强[7]。我们大脑的前额叶皮质在白天负责一些短时程记忆的加工；到了晚上睡觉

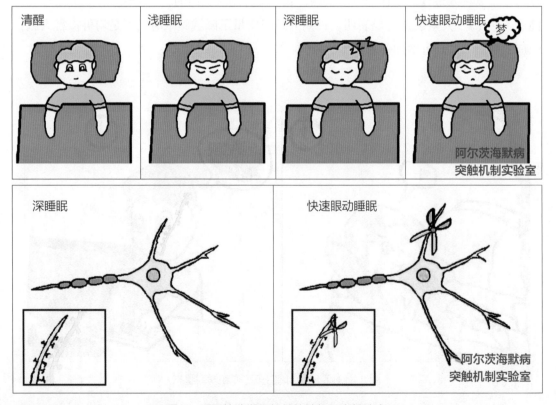

图 2　睡眠的分期及相关的神经元突触改变

休息时，大脑会对这些信息进行再次加工，并将我们的记忆向大脑深部的结构——海马体——进行转移。海马体的神经元通过复杂的网络编码，形成中长时程的记忆，最终转变成了我们永久的记忆，传到了大脑皮质。所以我们睡好觉，不止是身体休息、恢复体力的过程，更是一个获得记忆、巩固记忆的过程。

二、为什么睡不好觉，脑子会不灵光？

随着年龄的增长以及日常生活或工作中各种压力的增加，我们的睡眠质量或多或少会有所下降，尤其深睡眠的过程更易受到影响。具体可表现为第二天大脑昏昏沉沉、反应迟钝、精神低迷或烦躁易激惹等。例如，有时会不知不觉地抱起保温杯，在工作中智商下线一整天[8]。更为不幸的是，我们所减少的这种睡眠模式正是将新的记忆整合入大脑皮质网络中以防止遗忘的重要过程。我们在深睡眠过程中所产生的慢脑电波就是有效地按下了新记忆的"保存"键，帮助我们保留学到的最新信息（图3）。而睡眠质量的下降、深睡眠的缺失，都将影响我们的海马体这个大脑记忆仓库，大脑难以挖掘和回忆白天的经历，从而记忆的形成和巩固过程被破坏了。

深睡眠的减少不仅破坏大脑的记忆巩固，还可影响脑内代谢废物的清除[9]。我们的大脑中除了神经元等细胞结构之外，还在细胞之间存在着大量间隙，这些间隙结构类似于我们大脑的下水道系统（图4）。在正常的深睡眠阶段，大脑内的间隙结构会变大，给大脑这座"城市"提供了更为通畅的"下水管路"，有助于在深夜清理白天所产生的"城市污水"。但是如果我们经常熬夜或者深睡眠出现问题，对于大脑这座高度发达的"城市"来讲，其夜间"排污系统"就会出现宕机，进而影响了这座"城市"第二天的正常运转。

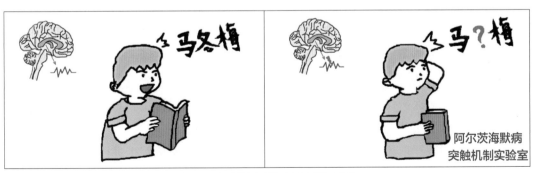

图 3　失眠影响记忆的形成和巩固

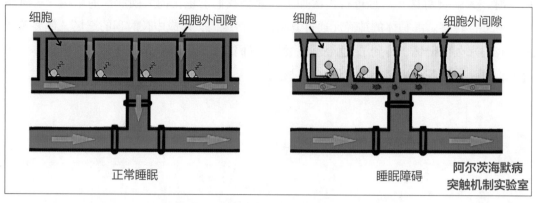

图4 失眠影响脑内代谢废物的排出

三、如何改善睡眠?

对于大多数成年人而言，每晚需要 7 小时左右的睡眠[10]。但随着年龄的增长，我们需要的睡眠量也会有一定程度的减少。不过值得注意的是，我们躺在床上的时间并不等于我们真实的睡眠时间。随着可穿戴设备（如手环、智能手表等）的普及，我们也可参考其睡眠记录来判断自己的睡眠时间和质量。建议大家尽量减少睡前使用电子设备的时间，从而减少短波长蓝光对人体生物钟的干扰。我们人体昼夜节律的调节主要依赖于一种光感受器，其对较长波长的可视光谱没有反应，而只对较短波长有反应。有研究结果提示，睡前 3 小时佩戴抗蓝光眼镜可以有效缩短入睡时间，改善睡眠质量[11-12]。

此外，形成良好的睡眠习惯和适当的睡眠限制也可以有效改善我们的睡眠质量。良好的睡眠习惯涉及多个方面，如保持卧室的适宜温度和光线，维持规律的睡眠和醒来时间，以及日常的体育锻炼。同时，避免在睡觉前摄入咖啡、茶等含有咖啡因的饮品也是重要的一环。此外，适度的睡眠限制，如减少躺在床上的时间，也可以提高对睡眠的渴望。当我们在感到疲倦时再上床睡觉，以及拒绝在床上刷手机、阅读等其他活动，都可以帮助获得更佳的睡眠质量（图5）。此外，我们还可以在睡前适当辅以深呼吸或其他身体放松的方法来降低紧张度或避免过度的警觉，促进入睡；而适当听一些舒缓的音乐或者白噪声也有助于睡眠[13-16]。

充足的睡眠对保护我们的大脑、远离痴呆具有至关重要的作用。对于轻度睡眠困难的人来说，药物干预并不是最好的选择；轻微失眠是可以通过一些生活方式的改变来改善的。但是对于睡眠严重紊乱的人，建议尽早去医院就诊，由临床医生进行专业的睡眠调节与治疗。

由衷地祝福您每天都有一个好睡眠！

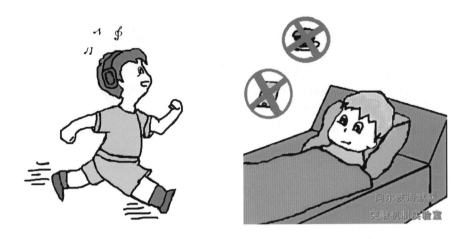

图 5　改善睡眠质量的方法

参考文献

[1]　Zitting KM, Münch MY, Cain SW, et al. Young adults are more vulnerable to chronic sleep deficiency and recurrent circadian disruption than older adults. Scientific reports, 2018, 8(1): 11052.

[2]　Diekelmann S, Born J. The memory function of sleep. Nature reviews Neuroscience, 2010, 11(2): 114-126.

[3]　Livingston G, Huntley J, Sommerlad A, et al. Dementia prevention, intervention, and care: 2020 report of the Lancet Commission. Lancet (London, England), 2020, 396(10248): 413-446.

[4]　Mao X, Han D, Guo W, et al. Lateralized brunt of sleep deprivation on white matter injury in a rat model of Alzheimer's disease. GeroScience, 2024, 46(2): 2295-2315.

[5]　Klinzing JG, Niethard N, Born J.Mechanisms of systems memory consolidation during sleep. Nature neuroscience, 2019, 22(10): 1598-1610.

[6]　Kuhn M, Wolf E, Maier JG, et al. Sleep recalibrates homeostatic and associative synaptic plasticity in the human cortex. Nature communications, 2016, 7: 12455.

[7]　Geva-Sagiv M, Mankin EA, Eliashiv D, et al. Augmenting hippocampal-prefrontal neuronal synchrony during sleep enhances memory consolidation in humans. Nature neuroscience, 2023, 26(6): 1100-1110.

[8]　Mao X, Han D, Guo W, et al. Lateralized brunt of sleep deprivation on white matter injury in a rat model of Alzheimer's disease. GeroScience, 2024, 46(2): 2295-2315.

[9]　Anzai Y, Minoshima S. Why we need to sleep: Glymphatic pathway and neurodegenerative disease. Radiology, 2021, 300(3): 669-670.

[10]　McCarter SJ, Hagen PT, St Louis EK, et al. Physiological markers of sleep quality: A scoping review. Sleep medicine reviews, 2022, 64: 101657.

[11]　Barron ML. Light exposure, melatonin secretion, and menstrual cycle parameters: an integrative review. Biological research for nursing, 2007, 9(1): 49-69.

[12]　Zhang M, Wang Q, Pu L, et al. Light therapy to improve sleep quality in older adults living in residential long-term care: A systematic review. Journal of the American Medical Directors Association, 2023, 24(1): 65-74.e61.

[13]　Wenzel A. Basic strategies of cognitive behavioral therapy. The Psychiatric clinics of North America, 2017,

40(4): 597-609.

[14] Godos J, Grosso G, Castellano S, et al. Association between diet and sleep quality: A systematic review. Sleep medicine reviews, 2021, 57: 101430.

[15] Yang PY, Ho KH, Chen HC, et al. Exercise training improves sleep quality in middle-aged and older adults with sleep problems: a systematic review. Journal of physiotherapy, 2012, 58(3): 157-163.

[16] Jespersen KV, Pando-Naude V, Koenig J, et al. Listening to music for insomnia in adults. The Cochrane database of systematic reviews, 2022, 8(8): Cd010459.

"思想钢印"是可能的吗？

岳伟华　教授　北京大学第六医院
冯筱扬　博士研究生　北京大学第六医院　中国科普作家协会

　　对于看过科幻小说《三体》的读者们而言，一定不会忘了第二部《黑暗森林》中"思想钢印"这个概念。书中比尔·希恩斯作为一名脑科学家被选为面壁者后，虽然没有想出直接战胜三体人的办法，但是发明了"思想钢印"这个机器来为人类文明保存火种（图1）。小说中把"思想钢印"描述为一种可以直接给人类大脑打入信念的机器，这个信念可以是一些具体事实，比如"水是剧毒的"，也可以是一些模糊的概念，比如"人类必胜"。被打上这个"思想钢印"后，大脑会不假思索的认为这个信念是对的，即使主观上能发现这个信念是不合理的，例如希恩斯在给自己做实验的时候，虽然也意识到"组成人身体70%以上都是水"，但仍然会觉得"水是剧毒的"。最后，他利用这个机器给一帮军人偷偷打上了"人类必败"的信念，但是却让大家以为他打上的信念是"人类必胜"，从而让这群人潜伏下来逃跑，为人类文明保留了火种。

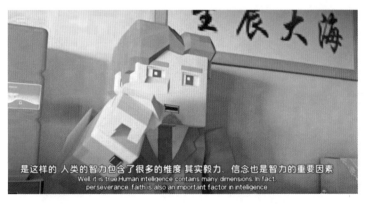

图1　《三体》小说中，比尔·希恩斯的面壁计划

科幻小说中的这个点子非常有趣，"思想钢印"也符合人类对于自己的思维能否被操纵这一点存在着天然恐惧的本能。那么从脑科学角度，"思想钢印"是否有可能实现呢？

要回答这个问题，我们先来看一看小说中的"思想钢印"是如何实现的，再探讨这些过程中，哪些技术是我们现代脑科学可以实现，或者是有脑科学基础的。

一、 如何探索"思想"在哪里活动？

根据《三体》小说描述，要实现"思想钢印"，实验人员需要先搭建一个榨干了人类最后算力的超级计算机用来扫描人类神经元的结构。在现代科学中，人类对解明神经元结构和探索神经元彼此之间连接方式的尝试从未停止。最早有生物学家高尔基（Camillo Golgi）和现代神经科学之父卡哈尔（Santiago Ramón y Cajal）分别利用染色技术探索神经系统的结构，最终卡哈尔的神经元理论推翻了高尔基的网络系统理论，建立了现代神经元和突触连接学说。之后，人类在染色方面发展出了非常多的手段，除了传统的利用染料染色外，还有利用抗体—抗原反应的免疫荧光组化染色，利用 RNA 互补的原位杂交技术染色等。这些技术虽然可以获取精确的神经元连接方式，但是需要处死生物并且进行复杂的生化处理。和小说中"思想钢印"描述的更接近的无创扫描技术主要是现代的神经影像学技术。可用于大脑功能扫描的影像学的主流技术主要包括功能性磁共振成像（functional magnetic resonance imaging，fMRI；图 2，图 3）、功能性近红外光谱技术（functional near-infrared spectroscopy，fNIRS）和正电子发射体层成像（positron emission tomography，PET）。

磁共振成像（MRI）的主要原理类似于我们通过拨动音叉来让音叉发出声音，只是在大脑中，这个音叉是我们人体内最常见的物质——氢原子。就像我们用一只手拿住音叉一样，我们通过一个基础磁场给氢原子加上一个力矩，然后再施加另一个方向的磁场来拨动我们的音叉，使其发出不同的"音色"。这个音色就是我们需要的信息。而要了解大脑的功能，功能性磁共振成像（fMRI）则依赖于另一种不同的"音叉"，血红蛋白在和氧结合时会呈现出抗磁性，而和氧解离时会呈现出顺磁性，而大脑活动时需要消耗大量的氧气，通过磁共振成像观察大脑的耗氧水平则可以间接地了解大脑的功能。fNIRS 和 fMRI 的原理类似，也是通过血氧浓度间

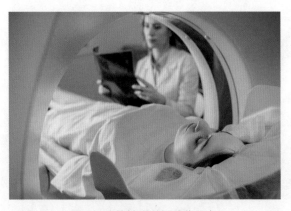

图 2 功能性磁共振成像设备

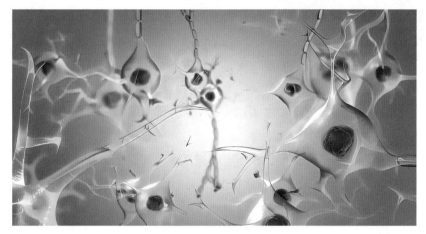

图 3   功能性磁共振成像通过血流来获取脑区活动信息,进一步获得脑区连接结果

接地了解大脑的功能,只不过拨动音叉的不是磁场,而是近红外射线。PET 则是把放射性物质注入人的体内,随着放射物质的衰变,这些物质会放射出射线,就像从体内直接发出闪光一样,被体外的摄像机捕捉,从而获得信息。PET 的优势在于通过合成特定的物质,比如大脑需要的神经递质代谢物,可以比较精准地知道和特定活动存在因果的脑区,相对而言,fMRI 和 fNIRS 获取的脑区连接只是相关而不是因果。

和小说中描述的非常精准的计算机可以扫描并模拟所有神经元的结构和连接不同,fMRI、fNIRS 和 PET 这三种方法在获取大脑活动方面都较为粗糙。首先是分辨率较低,人的神经元大小在 5～150 μm,突触更是低至 50 nm 左右,需要靠轨道电镜才可以看清,而 fMRI、fNIRS 和 PET 的分辨率只有 1 mm、1 cm 和 3 mm 左右,远远大于能分辨神经元的能力。其次,人的神经元活动电位的时间往往以毫秒(ms)来计算,如果是神经突触离子通道的电活动,时间更是低至微秒(μs)或者纳秒(ns)。而这 3 个方法的时间分辨率都在 1 s 以上,这意味着我们的机器能捕捉到的活动往往是粗糙的、一大群神经元或者是一个脑区在一段时间内的工作反应,而不是精准的神经元和神经连接的即时反应。俗话说,"巧妇难为无米之炊",如果我们尚不能知道神经元本身是如何工作的,就更难以明白"思想是如何形成的",更别说像小说里那样"在亿万行代码里添上一个正 / 负号"来给思想打上钢印了。

二、"思想钢印"可能在什么层次上实现?

《三体》小说中那个发现"思想钢印"的实验本身是个非常有趣的过程。机器先给出了一堆命题，如"猫有三条腿""太阳是圆的"，这些命题有的是错的，有的是对的。实验人员必须在阅读这些命题的过程中，对这些命题的真伪性进行判断。而正是在给"水是剧毒的"这个命题进行"判伪"的过程中，被试者对这个问题的判断被逆转了，从此他坚信"水是剧毒的"（图4）。这是一个设计上非常有趣的描述，它包含了几个步骤。首先，被试者必须自己在意识层面把这个命题调取起来；其次，要利用自己既往的经验对这个命题的正确性进行判别。在这个过程之后，机器通过一些干预手段，改变了被试者对这个命题的看法。值得一提的是，这个过程并不影响被试者对与这个命题矛盾的知识的判别。例如，实验人员知道"人体内70%以上都是水，所以水有毒这个命题是不可思议的"，但仍然不影响他相信"水是剧毒的"。

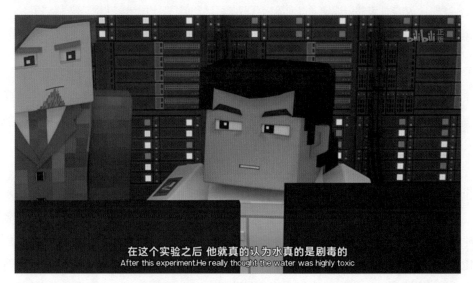

图4　《三体》小说中计算机对某个脑区高强度扫描后，被试者真的认为水是剧毒的

　　这个过程本身虽然科幻，但相对而言并不离谱。根据目前现代认知科学的了解，人类有意识的活动，如对一个命题产生判断、集中注意力完成学习、对复杂问题进行决策等，只占大脑总活动的很小一部分。大脑大部分的信息处理过程是在"后台"运行的。如果我们非常粗糙地描述这个过程的话，可以认为当我们需要进行意识活动的时候，其实只是皮质，例如前额叶皮质，把现有的信息和知识进行统合、判断后，再分发给负责其他任务的大脑区域来执行。然而，这就像是公司领导层在开会讨论重大决策方向，只是处理信息的很靠后的一个阶段，在此之前，大脑的不同区域已经对信息进行了非常高效的预处理，真正的"公司运营"层面如采购物资、人事管理、销售分发等都是隐藏在意识层面之下的巨大冰山。

　　例如，大脑里有一个进化上非常的古老的区域叫做杏仁核，它可以在不需要意识介入的情况下，就帮我们处理与恐惧相关的信息，以便于我们在非意识层面就可以不暇思索地避免许多危害。这种信息处理机制甚至会刻在我们的基因里，不需要学习就会获得。我们很多人在小时候并没有见过蛇，但是看到蛇仍然会本能地感到恐惧，就是这个原因。我们的手被针刺到的时候，不需要意识介入就会本能地缩回手。对于事关生存的重大议题，不经过主观判断便做出最本能的反应，这在进化上是一个非常高效的策略，也是许多物种能够跨越演化长河，繁衍至今的重要生存优势。

除了这种潜在的信息处理策略，还有一类在进化上非常晚才出现的信息处理策略，那就是基于大脑新皮质的学习能力。人类通过学习，不断通过行动、反馈等，将一些抽象的知识整合到我们大脑内。这类知识不仅包括抽象的数学计算和整合能力、语言文字能力、政治历史知识，还包括复杂的决策方法，等等。而且，这些知识往往并不能随着繁殖而遗传下去，每一代个体都需要重新学习，并且习得后往往并不固定存放在某一个脑区，而是以神经元可塑性的形式固定在了大脑的连接结构中，以备日后使用时重新提取和呈现。例如，前额叶可能就存储了我们对于学习到的"社会等级"相关的信念。

我们的"思想""信念"等往往正是在这个层面上，经过后天学习才成为我们自己的一部分的。不同于那些本能行为在不同物种、不同个体上的高度一致，这些"思想""信念"并非一经形成终身不变，即使在人的一生中，它们也会随着我们的境遇变化而变化。

需要说明的是，大脑的分区功能并不像这段文字描述的那样明确。事实上，大脑并没有泾渭分明的功能分区，每个大脑区域都是彼此连接的，功能上都不甚明确。而且，大脑具有独特的可塑性机制，一个区域的功能往往可以被另外一个区域所迁移和替代。

那么，"思想钢印"更有可能在哪个层次上实现呢？小说原文中有一个关键信息，那就是"只需要修改一个正负号"，就可以逆转被试者对目标命题的判断，而不影响他对其他知识的判断。所以这个过程很可能是在"信息呈递"的过程中发生的。这是因为如果"思想钢印"要直接修改人类对知识的记忆或者理解，就意味着需要影响整个神经网络，还要避免这些信息彼此之间出现冲突。而大脑对知识的存储方式又非常分散，很难仅仅靠一个简单的正负号就可以修改。但如果仅仅是在"信息呈递"过程中动手脚，如对下丘脑向皮质投射过程中的神经突触进行一个正负电位的翻转，就很有可能因为本能行为相关神经系统的高效特性，在非意识层面把该命题判断为"对生存有害"，从而达到"思想钢印"的效果（图 5）。

正因为如此，这类"思想钢印"大概率也只能对"水是剧毒的"这类简单的命题有效。小说里最后提到的"人类必败"已经是一个非常复杂的决策问题了。大脑在处理这个命题的时候，必须要有多个复杂的皮质参与，属于意识层面主导的决策，也必然要调取不同的信息整合核团。这也是在现实生活中，越重大、越复杂的问题，就越会让人犹豫的原因。所以，从我们所知道的脑科学的视角来看，目前的人类科技很难通过简单的"正负号"就逆转人类对于这类复杂命题的信念。

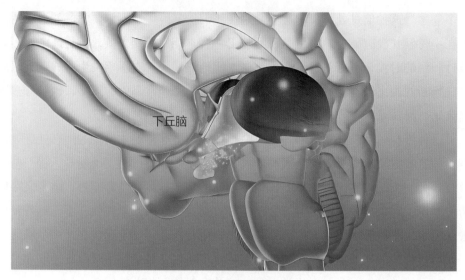

下丘脑

图 5 下丘脑和神经环路

三、干预 "信念" 如何实现？

最后，现实里有实现 "思想钢印" 中 "盖戳" 这个过程的技术吗？根据《三体》小说描述，这个过程是在机器里念命题的时候，通过解析摄像机加强对某个脑区的扫描实现的。即使在《三体》小说中，这也是一个意外发现（图 6）。

如果我们把这个过程看作某种物理干预手段的话，现代脑科学中有几类相似的技术，如改良电休克治疗（modified electro-convulsive therapy，mECT）、经颅直流电刺激（transcranial direct current stimulation，tDCS）和重复经颅磁刺激（repeated transcranial magnetic stimulation，rTMS；图 7）等。

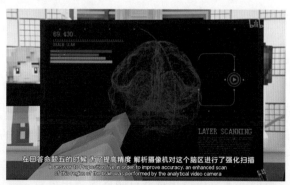

图 6 《三体》小说中通过解析摄像机加强对某个脑区的扫描来实现 "思想钢印" 中的 "盖戳"

mECT 和 tDCS 都是用电流从大脑外对大脑进行刺激，达到影响大脑功能的目标。mECT 类似于我们给心脏做点击除颤，在麻醉下，通过电流让神经元 "重启"，从而改变大脑的功能。mECT 被认为是精神科的终极武器之一，用来治疗重度抑郁症等，目前发现有非常神奇的疗效。很多患者自述经过 mECT 治疗后有一种 "重获新生" 的感觉，以前觉得心里过不去的坎儿也都能看开了。

虽然这不是小说里那种精准改变信念的技术，但是对许多饱受疾病折磨的患者来说，的确可以看作一种"思想钢印"。然而，mECT 技术也不是万能的，它可能产生失忆等副作用，而且对人格障碍类的患者疗效也不佳。或许这也从另一个角度说明，如果真的存在"思想钢印"，它对"人格"这类信息编码非常复杂的问题应该也是效果有限的。tDCS 的原理和 mECT 类似，但它是在颅骨外用微弱的直流电进行刺激的技术，远达不到重启神经元的级别，更多是微弱的整流效果。

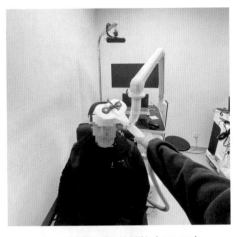

图 7　重复经颅磁刺激（rTMS）

　　与电刺激相比，采用磁场刺激则更为安全。rTMS 利用磁生电的效应，用非接触的线圈对大脑皮质施加磁场，从而对神经功能进行调控。在临床治疗之外，rTMS 也是神经科学研究的一个工具，实验人员会通过强磁场短暂干扰一个脑区，观察人类的哪一部分功能被影响，进而来探索这个脑区负责什么功能。实际上，这几种电磁刺激手段都非常粗糙，分辨率都是以脑叶来算的，就更不必说精准地调控某个神经连接了。

　　如果放弃"无创"这个要求，可以打开头颅做试验的话，那么目前应用于人类的还有迷走神经刺激术（vagus nerve stimulation，VNS）、脑深部电刺激（deep brain stimulation，DBS）等。两者都是通过手术方式在神经、深部脑核团植入电极丝，通过电流刺激来改变大脑功能。这类技术往往更精细，可以达到更精准的治疗效果，但缺点是有创伤，手术风险较大，往往用于重症患者。即使如此，DBS 也很难达到单个神经元的操作精度，而且出于伦理考量，目前也没有 DBS 用于"信念"的研究记录。不过值得一提的是，历史上在对毒品成瘾性的研究中，有一个广为人知的动物实验：如果给做过 DBS 的老鼠一个脚踏板，每次老鼠踩下这个脚踏板时，就通过 DBS 刺激多巴胺分泌，那么老鼠即使没有得到任何真实的食物奖赏，也会不停地踩下踏板，直到自己力竭死去。针对人类的研究也有类似的结果，成瘾者表示这种感觉更像是"再按一下会更好"，所以不停地按下刺激开关。和普遍流传的多巴胺是"快乐"物质的说法不同，现代研究认为多巴胺更接近于"促进奖赏"的物质，代表的是"对快乐的渴望"，而不是获得快乐本身。如果多巴胺功能异常，除了产生致幻、冲动外，还会导致类似赌瘾、毒瘾等明明毫无获得却依旧毫无理性的行为。这或许也是一种"思想钢印"吧。

　　笔者认为，如果不考虑能否应用于人类，那么和小说里"思想钢印"最接近的是一类目前还只用于动物实验的技术，即光遗传（图 8）、药理遗传、磁遗传等神经环路调控技术。2007 年，美国科学家 Karl Deisseroth 在《自然·神经科学》上发表了一篇文章，发现通过利用基因工程技术，把一种被称为 ChR2 的光敏蛋白表达在神经元上后，通过手术

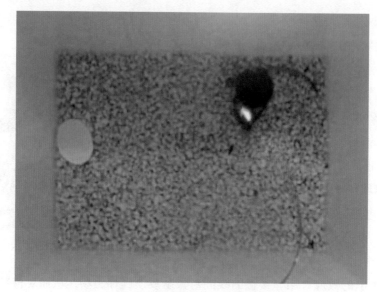

图 8 光遗传实验的动物模型

植入光纤，利用光刺激该光敏蛋白，则可以激活这类神经元。

之后，科学家们还发现了另一种抑制性的光敏蛋白 NpHR，以及药理遗传学相关的蛋白 hm 4 Di、hm 3 Dq 等。这类调控手段和其他物理神经调控手段最大的不同是，其表达和调控范围都具有高度特异性，可以只在具有某一类生物标志物的神经元上表达，并且可以精准地控制表达在某个脑区，甚至是突触末梢或者是胞体等。例如，可以精准地调控杏仁核的某个亚区内分泌多巴胺的神经元，并且只影响多巴胺投射到"扣带回"脑区的那些神经突触，而不影响到其他脑区的神经投射。这类工具大大促进了人类对神经元功能的了解，科学家们发现了一系列非常有趣的结果。例如，对本来很懦弱的小鼠进行特定脑区的光刺激，可以使它变得非常自信，一跃成为鼠群之王；给一些脑区特定的刺激，还可以让小鼠喜欢上本来厌恶的食物；甚至还有实验表明这类刺激可以逆转小鼠的性取向，等等。这听起来是不是已经非常接近科幻小说中的"思想钢印"了？但即便如此，虽然我们可以使用这个技术，但这类研究背后的机理究竟是什么？是某种已经存在的环路连接被改变了，抑或凭空刺激了原本生理上不存在的神经环路？目前尚有许多科学家在争论之中。为了避免小说中"我点燃了火，却没法控制它"这样的结局，科学家们对所有神经调控技术在人类上的应用，一直保持着高度谨慎的态度。

总而言之，目前人类对"思想从哪里起来、到哪里去"之类的问题基本上都还是一知半解，"思想钢印"暂时是不可能实现的。但是不论如何，随着科学的进步，人类对"思想""信念"这类复杂意识活动的本质的认识，以及如何调控他们，一定会随着神经科学的不断发展而越来越深入，大脑的秘密大门一定会逐渐向人类打开。也许有一天，我们真的会知道如何造出科幻小说中的"思想钢印"。

参考文献

[1] Bear MF, Bear MF, Connors BW,et al. Neuroscience: exploring the brain. 4th edition. Philadelphia, PA: Wolters Kluwe, 2015.

[2] Gazzaniga MS, Ivry RB, Mangun GR. Cognitive neuroscience: the biology of the mind. 5th edition. New York: W.W. Norton & Company, 2019. 1 volume.

[3] Kandel ER. Principles of neural science. 5th ed. New York: McGraw-Hill, 2013.

[4] Kellner CH, Greenberg RM, Murrough JW, et al. ECT in treatment-resistant depression. Am J Psychiatry, 2012, 169(12): 1238-1244.

[5] Kim CK, Adhikari A, Deisseroth K. Integration of optogenetics with complementary methodologies in systems neuroscience. Nat Rev Neurosci, 2017, 18(4): 222-235.

[6] Konstantinou G, Hui J, Ortiz A, et al. Repetitive transcranial magnetic stimulation (rTMS) in bipolar disorder: A systematic review. Bipolar Disord, 2022, 24(1): 10-26.

[7] Krauss JK, Lipsman N, Aziz T, et al. Technology of deep brain stimulation: current status and future directions. Nat Rev Neurol, 2021, 17(2): 75-87.

[8] Lee JY, You T, Woo CW, et al. Optogenetic fMRI for Brain-Wide Circuit Analysis of Sensory Processing. Int J Mol Sci, 2022, 23(20): 12268

[9] Luo L. Principles of neurobiology. 2nd edition. Boca Raton: Garland Science, 2020.

[10] Mauri M, Crippa A, Bacchetta A, et al. The utility of NIRS technology for exploring emotional processing in children. J Affect Disord, 2020, 274: 819-824.

[11] Nerella SG, Michaelides M, Minamimoto T, et al. PET reporter systems for the brain. Trends Neurosci, 2023, 46(11): 941-952.

[12] Nicholls JG. From neuron to brain. 5th editim. Sunderland: Sinauer Associates, 2012.

[13] Raimondo L, Oliveira ĹAF, Heij J, et al. Advances in resting state fMRI acquisitions for functional connectomics. Neuroimage, 2021, 243: 118503.

[14] Rosson S, de Filippis R, Croatto G, et al. Brain stimulation and other biological non-pharmacological interventions in mental disorders: An umbrella review. Neurosci Biobehav Rev, 2022,139: 104743.

[15] Xu S, Momin M, Ahmed S, et al. Illuminating the Brain: Advances and Perspectives in Optoelectronics for Neural Activity Monitoring and Modulation. Adv Mater, 2023, 35(42): e2303267.

神奇的脑电波

霍阳　郭淮莲　北京大学人民医院神经内科

让我们跟随医学生小陈的脚步，去探索脑电波，尽管这只是现代科学揭开的一点点奥秘，也足以令我们惊叹和着迷。

一、什么是脑电波?

小陈读医科大学的时候，越学越感叹人体的复杂和精密。作为人体的"司令部"，大脑重量仅为人体总重量的2%，但耗氧量却占全身耗氧量的20%~30%；大脑有着强大的信息处理能力（执行人的想法等），这依赖脑细胞内部和细胞之间的化学递质和电信号帮忙。大脑的一切都令小陈感到新奇。

还记得中学时代"青蛙实验"证实的"生物电"吗？医学中广泛应用心电图、脑电图、肌电图等检测生物电的方法来协助诊治疾病。其中，脑电图记录着脑细胞的电活动情况。Matthew Walker教授对此做了形象的比喻：一个个脑细胞好似一个超大型体育场的所有观众，脑细胞处理着多种信息的过程好似体育场观众坐在不同的位置互相谈论着不同的事情，头皮的记录电极好似一个个挂在体育场上空的麦克风，采集着它们的对话（电信号），进而形成脑电波。

二、脑电波的类型

小陈第一次到脑电图室实习，看到患者头皮上固定着许多个记录电极，连着一根根导线，另一端的电脑上显示着一条条略微杂乱的波形。他想起 1924 年德国 Hans Berger 教授在脑内电信号记录的基础上，第一次记录了人类头皮脑电信号，演示了不同类型的脑电波。其后仅仅一百年的时间，脑科学就发生了翻天覆地的变化。

脑电波根据频率（1秒内包含重复脑波的数量，单位Hz）不同主要分为：α波（8～13 Hz，见于平静放松状态）、β波（14～30 Hz，见于紧张、专注和运动状态）、θ波（4～7.5 Hz，见于渐睡状态）和δ波（小于 3.5 Hz，见于深睡眠时）。不同状态的脑电波有所不同（图 1）。

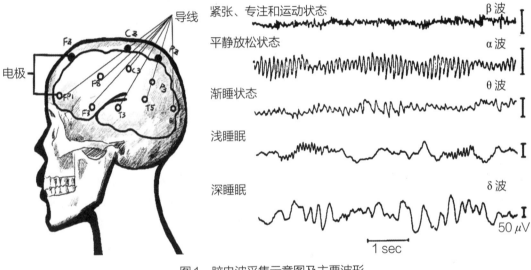

图 1　脑电波采集示意图及主要波形

三、基于脑电波的睡眠分期

出于对脑科学和睡眠科学的热爱，小陈考取了睡眠专业的研究生。他逐渐理解了睡眠并不是简单的意识缺失，而是精准调控的动态过程，有着复杂的生理变化和重要功能。记录脑电波则是睡眠研究的重要一环。

根据脑电波和生理状态，睡眠划分为非快速眼动睡眠（non-rapid eye movement，NREM）和快速眼动睡眠（rapid eye movement，REM）。非快速眼动睡眠按睡眠由浅至深分为 4 个阶段：Ⅰ期（入睡期）、Ⅱ期 [浅睡眠期；这一期脑电中出现纺锤波（频率为 12～14 Hz，波幅形似纺锤）和 K- 综合波]、Ⅲ期和Ⅳ期（深睡眠期；脑电波频率渐渐变慢，最终 δ 波占主导）。Ⅲ期和Ⅳ期又称慢波睡眠。

四、独特的快速眼动睡眠期

小陈惊讶地发现，快速眼动睡眠期的脑电波同清醒并且专注时的脑电波类似，又称快波睡眠。这时大脑很活跃，眼球在眼皮下面快速运动，但四肢和躯干的肌肉最为松弛，几乎完全不能活动。

快速眼动睡眠期相当独特，多数梦都发生在这一时期，梦境生动。在快速眼动睡眠期醒来，有时可以记得这些梦，回味也更充分。在这一时期，大脑麻痹了身体，人才能安全地做梦，不会随梦境挥拳和奔跑。

五、睡眠周期

小陈在睡眠中心接触到多导睡眠图（即采集并分析睡眠中脑电波、眼动电图、肌电图、胸腹呼吸等多种指标的一种检查），发现各睡眠分期并不是完全依次进行，脑电波往往是渐进变化，重叠交错，有所侧重的。每天晚上非快速眼动睡眠期和快速眼动睡眠期交替出现，每交替一次为 1 个周期，每个周期大约 90 分钟（成人），每晚出现 4~5 个这样的周期（图 2）。前 2 个睡眠周期中慢波睡眠多见，后半夜睡眠周期中快速眼动睡眠时间越来越长。

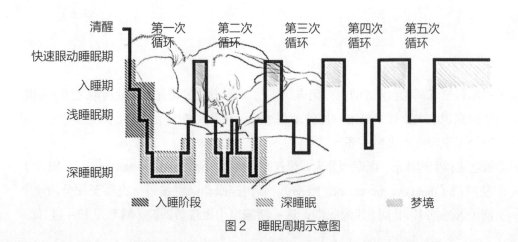

图 2 睡眠周期示意图

睡眠分期是为了便于科学研究而人为划分的，但非快速眼动睡眠期和快速眼动睡眠期确实还有相应的全身改变：在非快速眼动睡眠期，全身代谢减慢，呼吸平稳，心率减慢，血压下降；在快速眼动睡眠期，呼吸浅快而且不规则，心率增快，血压波动。

六、脑电波的应用

虽然脑电波不能精准反映每一个脑细胞的所有活动，我们仍然可以抽丝剥茧，总结规律，"窥一斑而略知全豹"。白天大脑活跃时，脑电波快而波幅小，规律性差（β波）；放松闭眼休息时，α波占主导；瞌睡或深睡眠时，脑电波慢而波幅大，规律性强（θ波和δ波）；快速动眼睡眠期的脑电波同清醒期类似。异常脑电图波形有尖波和棘波（波幅高而尖锐，尖波比棘波时限长）、尖慢波（尖波接慢波形成的复合波）、棘慢波、三相波等。

小陈了解到，作为一项临床常规检查，脑电图 / 视频脑电图等有助于疾病（癫痫等）的诊断、鉴别诊断、病灶定位和疗效判断等；脑电波也是人为划分睡眠阶段的基本依据；脑电记录常常与影像等技术结合，涉及认知神经科学、脑机接口等前沿领域。

正常人每天总是在清醒、非快速眼动睡眠期和快速眼动睡眠期三种状态之间转换，各期脑电波有着鲜明的特点。随着脑科学和计算机技术的发展，我们期待创造更为精准、无创的采集和处理脑电信号的方式，能够揭开更多神经传递的秘密，开拓更广阔的应用前景。

参考文献

[1] Matthew Walker. Why We Sleep: Unlocking the Power of Sleep and Dreams[M]. First Scribner hardcover edition. New York, USA: An Imprint of Simon & Schuster, 2017.

[2] Jallon P. Electroencephalogram and epilepsy[J]. Eur Neurol, 1994, 34(Suppl 1): 18-23.

[3] Bibbs MB, Hirshkowitz M. Sleep stage scoring in the adult population[J]. Respir Care Clin N Am, 2005, 11(4): 691-707.

[4] Rundo JV, Downey R. Polysomnography[J]. Handb Clin Neurol, 2019, 160: 381-392.

[5] Saibene A, Caglioni M, Corchs S, et al. EEG-based BCIs on motor imagery paradigm using wearable technologies: A systematic review[J]. Sensors (Basel), 2023, 23(5): 2798.